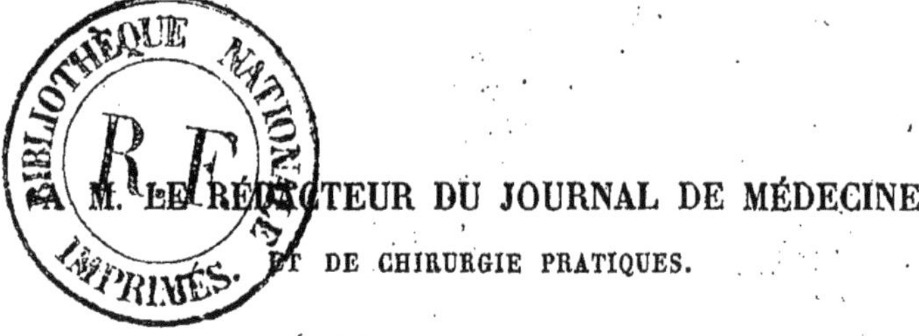

A M. LE RÉDACTEUR DU JOURNAL DE MÉDECINE ET DE CHIRURGIE PRATIQUES.

MON CHER DOCTEUR,

Dans l'intention de rendre votre estimable journal plus complet, et en même temps plus approprié aux besoins de vos nombreux abonnés, vous avez l'intention d'y consacrer quelques feuilles à la pharmacie purement pratique. Le but principal que vous voudriez atteindre serait de mettre sous les yeux de vos lecteurs les diverses formules qu'un pharmacien de Paris est susceptible de recevoir dans son officine, afin que le praticien de campagne dans un moment donné, soit qu'il hésite sur le mode de traitement à appliquer à son client, soit qu'il ait épuisé toutes les ressources de son art, puisse établir pour ainsi dire, à *huis clos*, une consultation thérapeutique avec nos premiers médecins de la capitale en parcourant un recueil qui contiendrait leurs principales formules applicables à tous les cas pathologiques.

Vous avez pensé, mon cher Docteur, que, dans ma longue carrière pharmaceutique, j'ai dû faire, sur la préparation et l'administration des médicaments une foule de remarques qui ne sont pas en général consignées dans les livres, mais qui n'en intéressent pas moins à un très-haut degré la pratique médicale; vous supposez que, dans mes relations avec nos plus habiles praticiens, dont plusieurs ont été mes amis, j'ai dû recevoir et conserver les prescriptions dont leur expérience avait démontré l'efficacité, et qu'ils employaient dans telle ou telle maladie par une sorte de prédilection; vous croyez enfin qu'en rappelant mes souvenirs, consultant mes livres et réunissant mes observations, je pourrais vous être de quelque utilité dans la confection de cette espèce de formulaire magistral dont vous m'offrez la rédaction.

Trente années consacrées à la pratique pharmaceutique parmi lesquelles déjà vingt-deux dans la pharmacie civile à Paris, et les huit autres antérieurement, soit dans les hôpitaux, soit à la pharmacie centrale, comme sous-chef, me permettent d'accepter, et de grand cœur, l'offre que vous me faites, et d'espérer que vos lecteurs pourront retirer un avantage incontestable de la publication d'un choix bien entendu de formules, de documents et d'observations contenus dans plusieurs *registres-copies* remontant à quinze ans, et ne renfermant pas moins de trente mille ordonnances, en ne perdant pas de vue que cette nouvelle publication, pour répondre à la spécialité de votre journal, doit être utile, non pas seulement aux pharmaciens, ce n'est pas pour eux que vous écrivez, mais surtout aux médecins éloignés de toute officine qui se trouvent souvent dans la nécessité de prescrire et exécuter quelquefois eux-mêmes des préparations médicamenteuses.

Une sérieuse difficulté se présente cependant dans la réalisation de cette idée, c'est d'adapter à la publication de tant de formules une méthode convenable qui permette, longtemps après leur lecture, d'y recourir au besoin et avec facilité.

Plusieurs classifications pourraient être adoptées avec plus ou moins d'avantage, mais comme vous-même êtes le juge le plus compétent pour apprécier celle de ces classifications qui conviendrait le mieux à vos nombreux clients, au point de vue médical, comme aussi celle qui nécessairement doit concorder avec la rédaction de votre journal, je vous les soumets en vous faisant connaître en même temps la méthode à laquelle je donnerais la préférence.

Le premier mode de classification et le plus simple, serait de publier dans chaque numéro une série de formules ayant un rapport direct avec les cas de pathologie qui y seraient traités. Ce moyen aurait en sa faveur l'actualité du moment, il est vrai, mais il ne permettrait pas de réunir ces formules en un recueil facile à consulter au besoin.

Le deuxième mode, qui consisterait à publier ensemble toutes les formules du même praticien, n'aurait un réel intérêt qu'autant qu'il reproduirait celles de nos médecins spécialistes tels que MM. Cazenave, Gibert, Ricord, Cullerier, Émery, Sichel, etc., etc., mais en serait complétement dépourvu, au point de vue d'une classification, lorsqu'il s'agirait des formules de praticiens tels que MM. Fouquier, Chomel, Andral, Cruveiler, Blache, etc., etc., dont les prescriptions embrassent la généralité des affections morbides.

Un troisième mode plus pharmaceutique que médical qui prendrait pour type d'une classe la partie active de la prescription, pourrait jusqu'à un certain point s'appliquer aux préparations dans lesquelles des médicaments tels que le mercure, l'iode, le soufre, la ciguë, la belladone, etc., etc., entrent comme agents, mais ne permettrait pas de classer une foule de prescriptions composées dans lesquelles aucun agent spécial prédominant pût servir de type.

Le quatrième mode enfin, celui auquel je donnerais la préférence, serait d'établir, sous le nom de *médication*, de larges divisions pouvant elles-mêmes être subdivisées, et dans lesquelles toutes les formules analogues ayant la même action physiologique viendraient prendre place avec grand avantage pour le médecin qui voudrait se renseigner sur l'application de substances médicamenteuses qu'il n'aurait pas encore employées. Il trouverait en effet, rassemblées dans un même cadre, les diverses formules adoptées et sanctionnées par ses confrères les plus distingués de la capitale, c'est-à-dire de ceux-là même au jugement desquels il s'en réfère ordinairement; formules de la composition et de la comparaison desquelles il pourrait résulter pour lui de nouvelles et heureuses idées et peut-être d'heureux résultats thérapeutiques.

Ce mode de classification n'est du reste pas nouveau; les traités de matière médicale ou les formulaires des docteurs Swilgué, Barbier d'Amiens, Trousseau et Pidoux, Bouchardat, sont établis d'après cette classification qui est réellement la seule convenable pour réunir avec avantage la grande quantité de formules que nous aurons à passer en revue.

Cette méthode qui n'a rien d'absolu quant à l'effet physiologique, puisque le même agent peut quelquefois agir différemment suivant l'âge et l'idiosyncrasie du sujet, suivant aussi la dose employée, n'en est pas moins fondée sur l'observation générale de la thérapeutique; elle permettra en outre de faire précéder chaque médication de considérations pratiques sur les différents agents pharmaceutiques qui lui servent de base, et de former plusieurs groupes où viendront naturellement se ranger les formules ayant une analogie d'action et de composition.

Si je prends la médication purgative et vomitive pour exemple, nous aurons les divisions et les considérations suivantes à établir :

1° Des purgatifs laxatifs, cathartiques et drastiques;

2° Différence thérapeutique, chimique et pharmaceutique de ces trois sortes de purgatifs;

3° Observations médicales et pharmaceutiques sur les principaux agents purgatifs;

4° Formulaire purgatif des médecins praticiens de Paris.

1° Formules purgatives. Médecines noires,
— électuaires,
— d'huile de ricin,
— d'huile de croton,
— de rhubarbe et de magnésie,
— d'aloès scammonée et gomme gutte,
— de calomel,
— — et de résine,
— de crème de tartre,
— de magnésie,
— de citrate de magnésie,
— de sels minéraux;

2° Formules vomitives à l'ipécacuanha,
— à l'émétique;

3° Formules vomi-purgatives.

Chaque groupe de formules et chaque formule en outre, s'il y a lieu, devra être suivi de réflexions et d'observations pratiques qui puissent mettre le médecin éloigné de toute officine, dans la possibilité de préparer lui-même, aussi facilement que le pharmacien, la prescription qu'il aurait choisie.

En suivant la méthode que je viens d'indiquer pour toutes les autres médications qui suivent :

Médications anthelmintique,
— astringente,
— antipsorique,
— antispasmodique,
— antisyphilitique,

Médications antiscrophuleuse,
— dépurative et sudorifique,
— excitante et emménagogue,
— émolliente et expectorante,
— narcotique,
— sédative et diurétique,
— odontalgique,
— tonique,
— révulsive,

j'ai tout lieu de penser, mon cher Docteur, que lorsque ma tâche sera remplie, vos nombreux abonnés auront entre les mains un recueil précieux de formules inédites pour la plupart, et dont l'efficacité a été sanctionnée par l'expérience.

Cependant, une objection bien fondée pourra m'être faite au sujet de cette publication : c'est que dans la plupart des cas je ne puis dire à quelle affection spéciale était appliquée avec plus ou moins de succès telle ou telle formule, les ordonnances étant muettes à cet égard. Cette appréciation, au reste, n'est pas de ma compétence, et en supposant même que j'eusse quelques données sur quelques-unes de ces formules, je n'oserais en vérité me permettre de les énoncer dans la crainte de mal interpréter les intentions de leurs auteurs, en réfléchissant surtout que c'est à un public médical que votre journal s'adresse, et qu'il est le juge le plus compétent de cette appréciation.

Tout travail d'une certaine étendue, et surtout lorsqu'il a une certaine spécialité, doit porter un nom qui le caractérise, et permette de le désigner facilement. Dans ce but, je vous propose de lui appliquer un nom que vous avez déjà pressenti et que nul autre, à mon avis, ne caractériserait aussi bien, c'est celui de *Formulaire des Médecins praticiens de Paris.*

Quant à la méthode à suivre dans la publication des diverses médications énoncées ci-dessus, je vous avoue que je n'ai pas de plan arrêté, et que toutes les classifications adoptées par les différents auteurs ne me paraissent nullement rationnelles. Je ne vois pas, en effet, de motif plausible d'étudier telle ou telle médication avant telle autre; en conséquence, sans m'arrêter à aucun ordre, je commencerai par celle dont j'ai pu réunir d'abord le plus de documents.

Telles sont, mon cher Docteur, les considérations que j'avais à vous présenter ; si elles vous agréent, ainsi que le plan que je vous ai tracé, je suis tout à votre disposition, et prêt à entrer en matière.

Votre tout dévoué,

GAROT, pharmacien,
Membre de la Société de Pharmacie de Paris.

FORMULAIRE PHARMACEUTIQUE

DES

PRATICIENS DE PARIS.

Afin de pouvoir mieux apprécier l'intention des auteurs des formules que nous allons publier, et de juger en pleine connaissance, spécialement sous le point de vue thérapeutique, la cause de la diversité de composition de ces mêmes formules, j'ai pensé qu'avant la publication de chaque formulaire spécial, il serait utile de le faire précéder de quelques généralités sur la médication y relative. C'est ainsi que le *Formulaire purgatif des Praticiens de Paris*, qui commence la série que nous devons publier, est précédé de généralités sur la *médication purgative*. Par ce rapprochement, nous ôtons à ces feuilles la monotonie et la sécheresse d'une lecture de *registre-copie* de formules, et nous préparons les éléments naturels d'une classification autant méthodique que possible.

Médication purgative.

La plupart des pharmacologistes et des thérapeutistes divisent la matière médicale purgative en trois classes, qu'ils désignent sous les noms de *laxatifs*, *cathartiques*, et *drastiques*, se fondant, pour motiver leur classification, les uns sur la composition chimique des diverses substances composant chaque classe, les autres sur l'action physiologique que ces mêmes agents font éprouver à la surface intestinale.

Par *laxatifs* on entend des médicaments qui purgent doucement et sans déterminer ni irritation vers le bas-ventre, ni chaleur à la peau, ni soif, comme les autres purgatifs (propriétés considérées plutôt comme *relâchantes* que comme *purgatives*); ce qui permet d'administrer ces médicaments dans les maladies fébriles, les irritations des voies alimentaires, dans les affections inflammatoires.

Font partie de cette classe :

la casse,	l'huile de ricin *récente*,
la manne,	le tamarin,
le miel,	la crème de tartre.

Les *cathartiques*, à l'encontre des laxatifs, déterminent une irritation modérée, mais passagère, des voies alimentaires avec lesquelles ils se trouvent en contact; ils agissent dans ce cas à la manière des agents stimulants en développant de la chaleur animale et de la sécheresse à la peau. C'est surtout vers le duodénum, le colon et le rectum que leur action se fait le plus vivement sentir. Les purgatifs de cette classe sont donc contre-indiqués dans les cas d'affections fébriles et d'irritation des voies alimentaires.

L'action qu'ils exercent sur les intestins explique la soif que l'on éprouve lorsqu'on est sous leur influence, et motive l'usage où l'on est de faire boire, avant et pendant leur action, des boissons émollientes et adoucissantes, telles que bouillons aux herbes, de veau ou de poulet.

On compte parmi les cathartiques,
des végétaux :

la mercuriale, le séné,
le nerprun, la rhubarbe;

des substances minérales :

le calomel, les sels neutres et les
la magnésie, eaux minérales qui
le tartre stibié en lavage, les contiennent.

Les *drastiques*, enfin, sont des médicaments fortement purgatifs, même à petite dose, dont l'action sur la fibre vivante est beaucoup plus vive, et susceptible même de déterminer la phlogose des voies intestinales quand on en prend une dose un peu trop élevée, accident que ne produisent pas, dans les mêmes circonstances, les autres purgatifs, les sels neutres, par exemple.

Les purgatifs de cette catégorie déterminent donc souvent de vives coliques, lorsque surtout ils sont administrés à jeun. Aussi dans la plupart des cas sont-ils prescrits en pilules que l'on prend au moment des repas; leur mélange avec les aliments, en s'opposant à un contact trop immédiat avec la membrane muqueuse des intestins, en retarde il est vrai l'action purgative, mais en modifie la propriété irritante.

Les principaux purgatifs drastiques appartiennent tous au règne végétal. Ce sont,
parmi les végétaux :

l'agaric blanc, le jalap,
la brione, la coloquinte,
les ellébores;

parmi les résines et gommes-résines :

l'aloès, la scammonée,
la gomme-gutte, l'huile de croton tiglium,
l'euphorbe, l'huile d'épurge.

D'après les caractères assignés à chacune des divisions données aux purgatifs, on comprend facilement que quelques physiologistes n'admettent pas la distinction établie entre les *cathartiques* et les *drastiques*. Ils observent avec quelque raison que l'action que ces diverses substances exercent sur l'économie, si elle diffère de force et d'intensité, n'en provoque pas moins la même opération organique dont le résultat est une évacuation par le bas, et que si l'on a égard à la susceptibilité des individus soumis à un purgatif quelconque, le même agent pourrait, pour un sujet, être *cathartique*, et *drastique* pour un autre.

Rigoureusement parlant, application du même raisonnement pourrait être faite aux *laxatifs*, si l'on ne considérait que l'effet purgatif sans tenir compte de l'action différente exercée sur les organes digestifs. Mais les laxatifs, comme nous l'avons dit plus haut, déterminent sur la surface intestinale une impression relâchante, tandis qu'au contraire les deux autres ordres de purgatifs établissent une irritation spéciale, passagère pour les *cathartiques*, plus prononcée et allant quelquefois jusqu'à la phlogose pour les *drastiques*. Enfin ce qui physiologiquement caractérise encore davantage les laxatifs, c'est qu'ils sont assimilables à l'économie, qu'ils peuvent être attaqués par les forces digestives et convertis en chyme, ce que ne peuvent jamais éprouver les autres agents purgatifs.

Si maintenant nous nous reportons à la composition chimique, les caractères assez tranchés que l'analyse nous offrira, viendront corroborer la division des trois classes admises par les physiologistes.

En effet, les *laxatifs*, formés de produits immédiats sucrés ou huileux, ou du parenchyme soit sucré soit acide de quelques fruits, sont inodores et d'une saveur sucrée, fade ou acide.

Traités par l'alcool, les uns, comme la manne, le miel, l'huile de ricin, y sont complétement solubles; les autres lui cèdent seulement une petite quantité de leur principe sucré ou acide : dans tous les cas le produit de l'évaporation de l'alcool, sauf l'huile de ricin qui fait exception, se redissout complétement dans l'eau.

Les substances végétales qui constituent la classe des *cathartiques* (les sels neutres faisant exception) ont une odeur et une saveur nauséeuses et repoussantes lorsqu'elles sont traitées à chaud par l'eau, à laquelle elles cèdent toutes leurs propriétés purgatives.

Les mêmes substances traitées par l'alcool donnent, par suite de son évaporation, une matière extractive gommo-résineuse soluble dans l'eau; ce qui indique dans leur constitution absence sinon totale de résine, au moins prédominence de l'élément gommeux ou extractif.

Les *drastiques*, au contraire, n'ont que peu ou point d'odeur, leur saveur est très-âcre ou très-amère; ils ne cèdent à l'eau (pour ceux qui ne sont pas des résines pures) qu'une partie seulement de leurs propriétés purgatives, l'élément drastique qu'ils renferment étant résineux, ou, s'il n'est pas complétement résineux, se trouvant prépondérant par rapport à la partie gommeuse ou extractive. C'est donc par un traitement par l'alcool que l'on obtient le produit représentant le *summum* de leur effet purgatif. L'évaporation de l'alcool donne donc un produit insoluble dans l'eau.

Des laxatifs.

1° *De la manne.* — Les différents états de la manne employée en médecine, manne en larmes, en sorte ou manne grasse, sont dus uniquement à l'époque de l'année où se fait leur récolte, qui a lieu depuis juin jusqu'en octobre.

La manne est soluble dans l'eau et dans l'alcool : ce dernier véhicule, après un traitement à chaud, laisse déposer par le refroidissement une matière cristalline qui n'est autre que la *mannite.*

La mannite ne paraît pas constituer à elle seule la propriété laxative des mannes, qui sont d'autant plus actives qu'elles sont moins pures, et par conséquent qu'elles contiennent moins de cette matière cristalline.

C'est à un principe nauséeux (ou mucoso-sucré) qui se trouve même dans la proportion de 8 pour 100 dans la manne en larmes, que quelques physiologistes attribuent cette propriété laxative.

Ce principe nauséeux, qui augmente avec le temps dans la manne en larmes et qui se trouve en plus grande proportion dans les mannes en sorte, paraît être le résultat d'une altération de la mannite.

C'est en dissolution dans l'eau ou dans une infusion appropriée, que la manne est le plus généralement administrée.

Lorsque le praticien prescrit cette substance, il ne doit pas oublier que, pour obtenir une solution complète qui ne laisse pas déposer de mannite par le refroidissement, il faut que la manne soit dissoute dans *au moins* le double de son poids de véhicule.

Quant au lait employé quelquefois dans ce but, ce n'est que coupé d'eau qu'il peut être convenablement prescrit, autrement il tournerait dans la plupart des cas; ou s'il ne tournait pas il fournirait une préparation indigeste et susceptible de faire vomir les enfants qui l'auraient prise.

FORMULES.

Solution de manne.

Dr ANDRAL.

♃ Fleur de pêcher......... 8 gr.
Faites infuser un quart d'heure, dans l'eau bouillante, une petite tasse ; ajoutez :
Manne en larmes......... 60
Faites fondre et passez.

Dr FAUCONNEAU.

♃ Petit-lait clarifié....... 180 gr.
Manne en larmes....... 45
Crème de tartre; sol.... 12
Faites fondre et passez.

Potion et sirop de manne.

Dr BONNET.

♃ Manne en larmes....... 45 gr.
Sirop fleur de pêcher, — de pommes composé........ } ãã 30
Eau q. s. ou............. 45
Faites fondre la manne d'abord dans l'eau, passez et ajoutez ensuite les sirops.
A donner par cuillerées.

Dr DONDAINE.

♃ Huile d'amandes douces. 30 gr.
Gomme arabique pulv... 10
Sirop de gomme..... — de fl. d'oranger. } ãã 15
Manne en larmes........ 60
Infusion de tilleul....... 150
Faites fondre la manne dans l'infusion, versez-la ensuite lorsqu'elle sera refroidie, et petit à petit dans un mortier dans lequel on aura émulsionné à l'avance l'huile avec la gomme et les sirops.
A donner par cuillerées.

Électuaires de manne.

Dr CRUVEILHIER.

℞ Manne en larmes........ 60 gr.
Miel de Narbonne........ 60
Fl. de soufre........... 4
M. et faites selon l'art un électuaire à prendre par cuillerées.

Dr DUCOMMUN.

℞ Manne. } ãã 45 gr.
Huile d'am. douces.. }
Miel de Narbonne. }
Faites une marmelade et ajoutez :
Eau de fleur d'oranger q. s. (ou 4 grammes).

Lorsqu'on doit préparer des électuaires semblables à ceux formulés ci-dessus, comme la manne ne peut être dissoute et par conséquent passée à travers une étamine, elle doit être choisie parfaitement pure. Après l'avoir placée dans un mortier de marbre, il faut la piler avec un peu de miel ou du sirop prescrit, de manière à en former une pâte bien homogène ; lorsqu'elle ne laisse plus percevoir aucun grumeau on ajoute le restant du miel toujours en triturant, puis en dernier lieu et en petites portions le soufre ou l'huile d'amandes douces.

2° *De l'huile de ricin.* — On ne doit considérer comme *laxative* que l'huile de ricin faite à froid et extraite de semences venues dans nos climats tempérés. Dans le cas contraire, soit que cette huile vienne des colonies, soit qu'elle ait été extraite à chaud, soit qu'elle ait ranci, elle acquiert des propriétés âcres et irritantes qui doivent la faire rejeter de la classe des laxatifs.

Bien préparée, l'huile de ricin est visqueuse, inodore et presque sans couleur, d'une saveur douce quoique désagréable. Elle est soluble entièrement dans l'alcool rectifié ; exposée à une température de plusieurs degrés au-dessous de zéro elle ne se congèle pas ; cependant quelquefois, par un simple abaissement de température, elle laisse déposer une matière grasse, solide (margarine), qui lui donne alors un aspect louche qui disparaît lorsque la température vient à s'élever.

L'huile de ricin s'administre à la dose de quinze à soixante grammes, soit dans du bouillon aux herbes, soit mélangée à parties égales avec des sirops, soit enfin émulsionnée au moyen de la gomme ou du jaune d'œuf.

Une particularité que présente l'administration de cette huile, c'est que la plupart du temps elle purge mieux à dose moyenne qu'à forte dose. On a remarqué en effet que quarante-cinq grammes d'huile, par exemple, pris en une seule fois déterminent souvent des pesanteurs d'estomac, causent du malaise et provoquent quelquefois même le vomissement; tandis que la même dose prise par cuillerées, en mettant une demi-heure d'intervalle entre chacune d'elles, détermine, avant même que la totalité soit administrée, des évacuations aussi copieuses et sans aucun des inconvénients signalés.

La propriété laxative de cette huile paraîtrait être due à une matière résineuse existant dans le parenchyme des semences, ce qui confirme cette supposition c'est qu'en effet elles possèdent une action purgative assez énergique et nullement en rapport avec la quantité d'huile qu'elles représentent. Il suffit d'une émulsion faite avec quelques semences pour déterminer un effet purgatif très-prononcé.

Potions huileuses purgatives par simple mélange.

Dr GUERSANT.

℞ Eau distillée de fleur d'oranger .... 8 gr.
Huile de ricin 8
Sirop d'althéa 15
Mêlez.

Dr CRUVEILHIER.

℞ Huile d'am. douces. } āā 32 gr
— de ricin ...... }
Sirop de guimauve. }
A prendre en une ou deux fois.

Dr JOBERT.

℞ Huile de ricin .... 35 gr.
Sirop de nerprun 16
Mêlez.
A prendre en une seule fois.

Dr GASC.

℞ Huile de ricin .... 60 gr.
Sirop de limon 60
Mêlez.
Pour une seule fois.

Dr GÉRARDIN.

℞ Huile de ricin .... 30 gr.
— d'amandes douces. 15
Sirop de fleur d'oranger.. 20
Mêlez.
Par cuillerées à bouche de demi-heure en demi-heure.

Dr BONNET.

℞ Huile de palma-christi.. 60 gr.
Sirop de chicorée comp.. 30
Essence de fenouil, gouttes ij.
Mêlez.
Pour deux doses.

Dr LEROUX.

℞ Huile de palma-christi.. 48 gr.
Sirop tartrique 15
Eau de fleur d'oranger... 8
— de menthe 64
Faites selon l'art.

Dr FAUCONNEAU.

℞ Infusion de fl. de pêcher. 150 gr.
Huile de palma-christi.. 45
Sirop de capillaire 30
Eau de menthe 2
Mêlez.

Dr COMEAU.

℞ Huile de ricin .... 60 gr.
Sirop d'orgeat 30
Eau de fenouil 125
Mêlez selon l'art.

Dr TOURNIÉ.

℞ Huile de ricin. } āā 45 gr.
Sirop de fl. de pêcher }
Eau de fl. d'oranger. } āā 8
— de menthe...... }
Mêlez.

La préparation des potions huileuses ci-dessus décrites est des plus simples, il suffit de peser d'abord dans la bouteille le sirop, puis l'huile, de les bien agiter ensemble de manière à les transformer en un mélange homogène, et d'ajouter ensuite les eaux distillées ou les infusions qui déterminent par une nouvelle agitation une espèce d'émulsion.

La séparation de l'huile n'en a pas moins lieu après quelques minutes de repos, mais cependant par son contact avec le sirop, l'huile ayant formé avec le sucre une espèce d'*oleo saccharum*, elle devient par ce seul fait bien plus miscible à l'eau qu'elle ne le serait si l'on avait opéré en sens inverse.

Lorsque les praticiens ont l'intention de faire prendre au malade le mélange huileux tel quel, sans l'addition du bouillon aux herbes ou autre véhicule, ils ne doivent pas perdre de vue que l'huile de ricin étant naturellement très-visqueuse, son mélange avec un sirop seul l'est encore davantage, au point qu'il est presque impossible de le faire sortir des flacons, même à larges ouvertures; de là, la nécessité d'ajouter à ces sortes de mélanges soit des eaux distillées, soit des infusions.

Potions huileuses purgatives émulsionnées par la gomme.

Dr GUERSANT.

℞ Émulsion légère......... 40 gr.
Huile de ricin.......... 10
Gomme arabique........ 4
Faites selon l'art.
A prendre en une fois.

Dr TOURNIÉ.

℞ Looch blanc du Codex.
Ajoutez :
Huile de ricin.......... 16 gr.
Sirop de fleur de pêcher.. 10
A prendre en trois ou quatre fois.

Dr CRUVEILHIER.

℞ Huile de ricin........... 40 gr.
Faites avec :
Solution gommeuse...... 120
Et sirop de gomme, q. s.
(ou 45 grammes),
une émulsion purgative.

Dr FAUCONNEAU.

℞ Sirop de fleur de pêcher.. 30 gr.
Huile de palma-christi.. 45
Gomme arabique........ 10
Eau distillée de tilleul... 125
Pour une potion purgative émulsionnée.

Dr DESCHAMPS.

℞ Huile de palma-christi... 25 gr.
Eau de cerfeuil......... 60
Sirop de limon........... 20
Gomme arabique........ 2
F. s. a. une potion émulsive, à prendre en une fois.

Dr DUVAL.

℞ Huile de ricin. } āā 16 gr.
— d'am. douces. }
Sirop de violettes........ 30
Gomme arabique........ 3
Eau q. s 45
Faites une émulsion purgative.

Dr BEAUMETZ.

℞ Huile de ricin.......... 45 gr.
Gomme arabique........ 4
Eau distillée de laitue... 60
— de fleur d'oranger... 15
Sirop d'écorces d'oranger. 26
A prendre par cuillerées d'heure en heure.

Dr ESPÉROU.

℞ Huile de ricin.......... 16 gr.
Gomme arabique........ 4
Sirop de gomme.......... 24
Lait d'amandes.......... 90
Eau de fleur d'oranger... 2
Faites selon l'art.

Dr HOFFMANN.

℞ Huile de ricin, fraiche... 60 gr.
Sirop de fleur de pêcher.. 30
Gomme arabique........ 8
Eau commune........... 100
Eau de fleur d'oranger... 4
Faites selon l'art.
Pour donner en quatre fois dans l'espace d'une heure.

Dr GAULTIER DE CLAUBRY.

℞ Eau distillée de fleur de mauve........................ 100 gr.
— de fleur d'oranger. 8
Mucilage de gomme adragante.................. 0 75
Extrait thébaïque...... 0 05
Huile de ricin ... } āā 30
Sirop de limon.. }
Faites selon l'art.

Dr PIRON SAMPIGNY.

Looch laxatif et vermifuge.
℞ Huile épurée de ricin. 16 gr.
Eau de fleur d'oranger. 10
Sirop de capillaire..... 30
Calomel à la vapeur... 0 40
Eau de tilleul.......... 60
Gomme arabique, q. s.. 5
Faites selon l'art.
Une cuillerée de demi-heure en demi-heure.

Dr DUVIVIER.

℞ Huile de palma-christi.. 30 gr.
Sirop de rhubarbe...... 15
— de fleur de pêcher.. 30
Gomme arabique........ 4
Eau de chardon bénit. } āā 15
— de fleur d'oranger }
Teint. éthérée de digitale, gouttes....................... xij
A prendre par cuillerées.

Plusieurs méthodes peuvent être employées pour préparer les potions huileuses émulsionnées; celle qui convient le mieux pour l'huile de ricin, qui est très-visqueuse, est celle-ci :

On fait un mucilage de consistance de miel un peu liquide avec la gomme et suffisante quantité de l'eau ou du sirop indiqué dans un mortier de marbre, on y ajoute ensuite petit à petit l'huile en remuant vivement, puis ensuite le sirop et le restant soit des eaux distillées, soit des infusions refroidies.

Pour ne pas graisser la bouteille dans laquelle doit être mise la potion, il faut avoir soin de peser l'huile dans un pot. On peut encore, pour éviter de salir un vase, tarer bien exactement le flacon contenant l'huile, mettre dans le plateau de la balance sur lequel il est, le poids indiqué dans la formule et verser petit à petit dans le mucilage l'huile de ricin, jusqu'à ce que l'équilibre soit rétabli entre les deux plateaux.

La gomme arabique est préférable en général, pour émulsionner les huiles, à la gomme adragante, outre que le mucilage et l'émulsion se font plus vite, le produit est infiniment plus blanc, moins épais et se conserve plus longtemps sans se séparer.

On devra toujours calculer qu'il faut pour que l'émulsion soit parfaite, une quantité de gomme arabique égale au moins au tiers du poids de l'huile employée.

Potions huileuses purgatives émulsionnées par le jaune d'œuf.

Dr TROUSSEAU.

℞ Huile de ricin........	40 gr.
Poudre de jalap	1
Jaune d'œuf, 1/2.	
Eau de tilleul.........	100
Sirop de fl. d'oranger..	50
Acide tartrique........	0 10

Faites selon l'art.

Dr CABANELLAS.

℞ Huile de ricin...	60 gr.
Délayez avec :	
Jaune d'œuf, n° 1.	
Ajoutez peu à peu :	
Eau....................	125

Pour une potion purgative.

Dr CHARRUAU.

Huile de ricin.........	32 gr.
Jaune d'œuf, n° 1.	
Eau de fleur d'oranger..	8
Infusion légère de thé....	125

Faites selon l'art une potion purgative.

FORMULE DU CODEX.

Huile de ricin.........	32 gr.
Jaune d'œuf, n° 1.	
Eau de menthe poivrée..	16
Eau commune..........	64
Sirop simple............	32

Faites selon l'art.

Le jaune d'œuf, moins souvent employé pour tenir en suspension l'huile de ricin dans un véhicule aqueux, est cependant préférable dans ce cas particulier à la gomme arabique, en ce qu'il n'augmente pas autant la consistance de la potion; aussi est-ce lui que le Codex prescrit pour la préparation de la potion huileuse purgative dont la formule est ci-dessus.

Dans tous les cas, pour préparer ces sortes d'émulsions, on s'y prend de la manière suivante : on mêle le jaune d'œuf avec un peu de l'eau prescrite dans un mortier de marbre, on ajoute par portions l'huile de ricin en triturant vivement; quand on a obtenu un mélange bien intime on délaye peu à peu avec le restant de l'eau et du sirop.

Lavements à l'huile de ricin.

Dr PALMIER.

Décoction de gr. de lin. 750 gr.
Huile de ricin.......... 45
Jaune d'œuf, n° 1.
Faites selon l'art.

Dr LEGRAND.

Huile de ricin.......... 90 gr.
Gomme en poudre....... 8
Décoction de son....... 250
Faites une émulsion qu'on prendra en lavement.

Lorsque l'on aura, comme dans l'une des formules de lavement ci-dessus, à ajouter une décoction au mélange d'huile et de jaune d'œuf, on devra attendre que le liquide soit descendu à une température modérée, parce qu'autrement la chaleur en faisant durcir le jaune d'œuf détruirait l'homogénéité du liquide qui serait alors grumeleux et nullement présentable.

3° *De la casse et du tamarin.* — Les propriétés laxatives de la pulpe de ces deux fruits sont bien moins constantes dans leurs effets que celles de la manne et de l'huile de ricin, aussi sont-elles rarement employées seules, mais le plus souvent en association avec des agents *cathartiques* plus actifs.

Leur utilité, peu appréciée en France, l'est beaucoup au contraire dans d'autres pays, et principalement en Italie. Il est incontestable que la casse est un excellent purgatif pour les enfants et les personnes irritables douées d'une exquise sensibilité, et le tamarin dans le cours des fièvres bilieuses et dans plusieurs genres de phlegmasies.

La casse doit sa propriété purgative à une matière mucoso-sucrée, et le tamarin aux citrate et tartrate acides qu'il contient.

En général, ces deux purgatifs n'agissent seuls sur l'économie qu'autant qu'ils sont administrés à forte dose, la pulpe de casse de 15 à 60 grammes, la pulpe de tamarin de 10 à 50 grammes, soit en substance, soit en décoctions ; autrement, pris à petites doses, ils ne causent plus de déjections alvines, mais éprouvent dans l'estomac une élaboration digestive qui les transforme en chyme comme les aliments.

Il est bon de ne pas oublier que la partie ligneuse de la casse possède des propriétés astringentes, et que, par conséquent, lorsqu'on veut obtenir une décoction laxative de cette substance, c'est sur la pulpe intérieure seule qu'il faut opérer.

Décoctions de casse et de tamarin.

Dr ANDREVETAN.

℞ Pulpe de casse.......... 30 gr.
Faites bouillir pendant un quart d'heure dans
Eau.................... 500
Passez et ajoutez :
Sel de seignette.......... 10
A prendre en deux fois à un quart d'heure d'intervalle.

Dr ANDRAL.

℞ Pulpe de casse mondée... 60 gr.
Infusion de tilleul, q. s.. 500
Pour un lavement.

Dr DUVAL.

℞ Pulpe de tamarin........ 60 gr.
Crème de tartre sol...... 8
Eau commune........... 250
Faites selon l'art.

Dr FIÉVÉE.

℞ Tamarin................ 45 gr.
Eau bouillante.......... 1000
Délayez et aj. à la colature :
Miel despumé........... 30

Dr MONTMAHOU.

℞ Petit-lait .... 250 gr.
Pulpe de casse 24
— de tamarin 15
Faites bouillir et passez.
A prendre par petites tasses de quart d'heure en quart d'heure.

Dr LERMINIER.

℞ Petit-lait clarifié .... 500 gr.
Pulpe de tamarin 60
Faites bouillir, pas. et aj. :
Sirop de fleur de pêcher .. 30
A prendre par petites tasses de quart d'heure en quart d'heure.

Électuaires de casse et de tamarin.

Dr SALMADE.

℞ Pulpe de casse .... 30 gr.
Manne 30
Huile d'amandes douces. 30
Sirop de violettes, q. s.
Pour une marmelade qui sera prise par cuillerées.

Dr DUFAY.

℞ Pulpe de casse ......
— de tamarin .....
Manne en larmes .....
Huile d'am. douces ...
} āā 60 gr.
Faites selon l'art, avec :
Sirop de fl. de pêcher, q. s.
Une marmelade à donner par cuillerées.

Les marmelades de *Tronchin* et de *Zanetti*, si employées anciennement, et souvent encore prescrites dans les affections catarrhales peuvent prendre rang à côté des deux électuaires ci-dessus décrits; leur composition est à peu près identique.

Pour la préparation des décoctions de casse on ne doit pas perdre de vue que si l'on manquait de pulpe, on pourrait la remplacer par le double de son poids de casse en bâton; on ouvrirait alors la casse en appuyant l'une des sutures du fruit sur un point résistant, et en frappant avec un marteau sur l'autre; on le briserait ensuite en petits morceaux, et l'on verserait dessus le liquide prescrit et tiède pour délayer la pulpe adhérente à la partie corticale que l'on séparerait ensuite avant de faire bouillir. Le décoctum doit être passé, soit sur une étamine, soit sur un linge fin avec légère expression. Ces sortes de décoctions ne sont jamais parfaitement claires; elles tiennent toujours en suspension des parties mucilagineuses et parenchymateuses du fruit.

Quant à la préparation des électuaires, ce sont les mêmes soins à observer que pour ceux de manne décrits au précédent article, page 9.

4° *De la crème de tartre.* — Selon la dose administrée, la crème de tartre agit de deux manières, aussi est-elle classée par les physiologistes parmi les purgatifs et les tempérants.

En effet, donnée à la dose de 15 à 30 grammes, en deux ou trois heures *au plus*, elle suscite ordinairement des déjections alvines, tandis que la même dose, prise à des intervalles plus éloignés ne détermine plus d'évacuations; elle agit alors à la manière propre aux agents tempérants ou rafraîchissants.

Solutions de crème de tartre.

Dr LOUYER VILLERMAY.

℞ Crème de tartre, sol..... 15 gr.
Eau bouillante 360
Sucre blanc pulvérisé 100
Faites selon l'art.
A prendre en une ou deux fois, le matin, à jeun.

Dr REIS.

℞ Tart : acide de pot., sol.. 15 gr.
Eau 500
Sirop simple, q. s........ 45
Pour une limonade qu'on aromatisera avec :
Huile essent. d'écorce d'orange, gouttes .... ij

Dr C. BROUSSAIS.

℞ Petit-lait .... 250 gr.
Crême de tartre, sol 30
Faites selon l'art.
A prendre le matin.

Dr LERMINIER.

℞ Crême de tartre, sol.. } āā 30 gr.
Sucre pulvérisé...... }
Mêlez
Pour une poudre à faire fondre dans une bouteille d'eau chaude.

Crème de tartre et fleur de soufre.

Dr MARC.

℞ Fleurs de soufre.... } āā 0 gr. 50
Crême de tartre.... }
Mêlez pour une dose.
Faites douze paquets semblables.

Dr MARJOLIN.

℞ Soufre sublimé lavé.. } āā 4 gr.
Crême de tartre...... }
Mêlez et divisez en douze prises.

Crème de tartre, magnésie et soufre.

Dr CRUVEILHIER.

℞ Magnésie calcinée.. }
Crême de tartre sol. } āā 0 gr. 50
Soufre sublimé lavé. }
Mêlez pour une prise
Faire vingt prises semblables.

Dr DEVAL.

℞ Soufre sublimé....... } āā 4 gr.
Magnésie calcinée.... }
Crême de tartre...... } āā 8
Sucre blanc pulvérisé. }
Mêlez.
Matin et soir une cuillerée à café de cette poudre dans un verre d'eau.

Crème de tartre et rhubarbe.

Dr BIETT.

℞ Tartrate acide de potasse. 15 gr.
Rhubarbe pulv 8
Sucre blanc 15
Mêlez et divisez en huit prises.

Dr SALMADE.

℞ Crême de tartre......... 15 gr.
Rhubarbe pulv.......... 5
Écorce d'orange pulv.... 5
Mêlez et divisez en dix doses égales.

Crème de tartre et tartre stibié.

Dr SICHEL.

℞ Crême de tartre....... 60 gr.
Tartre stibié........... 0 05
Mêlez, pour une poudre dont on prendra deux cuillerées à café le matin dans un verre d'eau.

Dr HOMOLLE.

℞ Crême de tartre sol... 10 gr.
Tartre stibié........ 0 01
Mêlez et faites dissoudre dans eau................ 1000
Edulcorez avec :
Sirop d'orange....... 50

Des cathartiques.

1° *Des feuilles et follicules de séné.* — Le séné est un purgatif assez énergique et très-fréquemment employé; il exerce en effet une assez vive impression sur la surface intestinale et détermine assez souvent de vives coliques. C'est ce qui explique pourquoi il est rarement employé seul, mais toujours en association avec d'autres purgatifs, soit sucrés, soit salins, qui en diminuent l'action irritante, soit aussi à des substances aromatiques qui, d'après l'observation, jouissent de la propriété de préserver des coliques.

C'est par l'infusion que le séné doit être traité, l'ébullition en altérant ses principes constitutifs en diminue l'efficacité, d'où il s'ensuit que l'extrait de séné a des propriétés purgatives peu en rapport avec la quantité de séné qu'il représente.

Médecine avec le séné.

Dr NACQUART.

♃ Infusion de séné......... 45 gr.
Tartrate de soude....... 6
Eau de laitue.......... 15
Teinture d'orange...... 2
Faites selon l'art.
Moitié le soir, l'autre moitié le lendemain matin.

Dr JUGE.

♃ Follicules de séné....... 12 gr.
Semence d'anis.......... 1
Eau bouillante.......... 100
Faites infuser et passez.
Pour une dose.

Avec séné et sirop de nerprun.

Dr PIORRY.

♃ Follicules de séné....... 10 gr.
Eau commune........... 250
Sirop de nerprun........ 30
Faites selon l'art.
Pour un lavement.

Dr PUCHE.

♃ Follicules de séné....... 15 gr.
Eau.................. 250
Faites réduire à......... 125
Passez et ajoutez :
Sirop de nerprun........ 30
Pour une dose.

Avec séné et manne.

Dr AUSSANDON.

♃ Manne................. 60 gr.
Faites fondre dans :
Eau.................. 125
Passez et ajoutez :
Teinture de séné........ 3
Eau dist. de laurier-cerise. 4
Sirop simple............ 30
A prendre le matin.

Dr POUGET.

♃ Séné mondé............ 4 gr.
Manne choisie........... 30
Faites infuser dans :
Eau bouillante.......... 100
Passez et ajoutez :
Sirop tartrique.......... 15
Oléo-sucre de citron, q. s.

Avec séné, manne et sel.

Dr AUVITY.

♃ Follicules de séné.... } āā 8 gr.
Sulfate de soude...... }
Manne en larmes........ 60
Eau, q. s............... 125
Faites selon l'art.

Dr LAGNEAU.

♃ Follicules de séné.... } āā 8 gr.
Sulfate de soude...... }
Manne.................. 60
Citron coupé, n° 1.
Eau bouillante.......... 180
Faites selon l'art.

—

Dr BOUSQUET.

♃ Follicules de séné.... } āā 8 gr.
Sulfate de soude...... }
Manne.................. 30
Eau, un verre.
Faites selon l'art.

Dr AMUSSAT.

♃ Manne................. 60 gr.
Follicules de séné....... 8
Sulfate de soude......... 4
Décoction de chicorée... 150
Suc de citron............ 12
Faites selon l'art.

—

Dr RAYER.

♃ Follicules de séné....... 8 gr.
Versez dessus :
Eau bouillante.......... 125
Passez et ajoutez :
Manne en larmes........ 32
Sel d'Epsom............ 16
Faites selon l'art.

Dr MÉLIER.

♃ Follicules de séné.... } āā 8 gr.
Sulfate de soude...... }
Manne en sorte......... 60
Sirop de chicorée comp.. 30
Eau, q. s............... 125
Pour une potion purgative d'un verre environ.

Dr FAUCONNEAU DUFRESNE.

℞ Séné mondé............ 10 gr.
Manne en larmes........ 20
Faites infuser dans
Eau.................... 70
Passez et ajoutez :
Sulfate de magnésie...... 10
Alcoolat de citron, gouttes iij.

Dr DUFAY.

℞ Manne en larmes........ 60 gr.
Follicules de séné.... } āā 8
Sulfate de magnésie... }
Baies de genièvre........ 2
Faites selon l'art.
Une potion purgative de. 180

Avec séné, manne, sel et rhubarbe.

Dr CRUVEILHIER.

℞ Follicules de séné.... } āā 4 gr.
Rhubarbe............ }
Sulfate de magnésie...... 8
Manne en larmes........ 60
Coriandre.............. 1
Eau bouillante.......... 150
Faites selon l'art.

Dr LARREY.

℞ Follicules de séné....... 8 gr.
Rhubarbe concassée.... 4
Fleurs de pêcher........ 1
Faites infuser au bain-marie pendant douze heures dans :
Eau distillée............ 125
Ajoutez à la colature :
Sulfate de magnésie...... 8
Pulpe de tamarin........ 15
Sirop de chicorée........ 30
Pour une potion purgative aromatisée avec quelques gouttes d'eau de mélisse.

Dr DE LARROQUE.

℞ Sulfate de soude......... 12 gr.
Follicules de séné....... 4
Manne en larmes........ 16
Rhubarbe concassée..... 6
Eau.................... 90
Sirop de nerprun........ 30
Faites selon l'art une potion purgative.

Dr LERMINIER.

℞ Séné mondé.......... } āā 5 gr.
Phosphate de soude... }
Rhubarbe de Chine...... 6
Manne en sorte.......... 15
Eau bouillante.......... 60
Sirop de limon......... 15
Teinture de badiane..... 1
Faites selon l'art une potion purgative.

Dr MOISSENET.

℞ Follicules de séné....... 8 gr.
Rhubarbe.............. 4
Sulfate de soude......... 16
Manne................. 32
Eau, q. s.
Passez avec légère expression et ajoutez :
Eau de fleur d'oranger... 4

Dr DUHAMEL.

℞ Séné mondé............ 6 gr.
Rhubarbe.............. 2
Sulfate de soude......... 15
Manne................. 60
Eau................... 150
Faites selon l'art.

Avec le tamarin.

Dr COSTER.

℞ Tamarin............... 60 gr.
Follicules de séné....... 8
Sel d'Epsom............ 30
Eau, q. s.............. 125
Pour une potion purgative ordinaire.

Dr GIBOIN.

℞ Follicules de séné.... } āā 15 gr
Tamarin.............. }
Manne en sorte....... }
Eau distillée........... 100
Sirop de fleur de pêcher.. 25
Pour une potion purgative à prendre en une fois.

Dr PALMIER.

℞ Petit-lait clarifié......... 180 gr.
Pulpe de tamarin......... 30
Follicules de séné....... 2
Manne en larmes....... 45
Badiane concassée....... 1
Faites selon l'art.

Dr FIÉVÉE.

℞ Décoction de tamarin... 250 gr.
Faites dissoudre :
Manne choisie........ } āā 24
Tartrate de potasse sol. }
Pour une potion purgative.

Avec le jalap.

Dr RICHELOT.

℞ Follicules de séné	4 gr.
Sulfate de magnésie	10
Manne en sorte	40
Jalap	1
Eau commune	120
Passez et aromatisez avec :	
Eau de fleur d'oranger	20

Dr FOUQUIER.

Faire infuser : séné	15 gr.
Pendant vingt minutes dans :	
Eau	500
Passez et ajoutez :	
Sulfate de soude	60
Poudre de jalap	4
Mêlez.	
Pour un lavement.	

Pour masquer autant que possible l'odeur et la saveur désagréables de l'infusion de séné, et en rendre l'administration plus facile surtout aux enfants, différentes substances ont été expérimentées. C'est l'eau de pruneaux et surtout l'infusion de café qui, sous ce rapport, offrent le résultat le plus satisfaisant.

En effet, le café, par la propriété qu'il possède de neutraliser complétement l'amertume du sulfate de quinine et du sel d'Epsom, est celui qui convient le mieux dans cette circonstance et avec d'autant plus d'avantage qu'il offre une plus grande facilité pour tromper les enfants en permettant d'ajouter, au besoin, un peu de lait à l'infusion.

Avec le café.

Dr SICHEL.

℞ Café torréfié	āā 8 gr.
Feuilles de séné	
Eau, q. s. pour	
Une infusion de	180
Filtrez et faites dissoudre :	
Manne	60
Pour une potion purgative.	

Dr FAUCONNEAU DUFRESNE.

℞ Feuilles de séné	10 gr.
Café torréfié	8
Faites infuser dans :	
Eau bouillante	125
Passez et ajoutez :	
Sirop de fleur de pêcher	30
Pour une potion purgative.	

Dr BOUCHARDAT. (Formulaire.)

℞ Séné	10 gr.
Faites infuser dans :	
Eau	125

Passez et préparez avec ce liquide une tasse de café ordinaire, auquel on peut ajouter une petite quantité de lait. Sucrer à volonté.

Dr BROUSSONET.

℞ Séné	8 gr.
Café torréfié	4
Eau bouillante	āā 90
Lait chaud	

Faites infuser douze heures. A prendre en une seule fois le matin à jeun, chez les enfants. (Officine Dorvault.)

La préparation des différentes formules décrites ci-dessus est des plus simples et des plus faciles. A moins d'indication contraire de la part du médecin, toutes les substances à infuser ou à dissoudre, telles que séné, rhubarbe, manne, sels, devront être placées dans un vase en étain ou en faïence; on versera sur le tout la quantité d'eau prescrite et bouillante, en ayant eu soin d'en peser au moins trente grammes en plus pour compenser la perte de liquide par suite de l'évaporation et de l'absorption par les substances végétales; on recouvre le vase et on laisse en infusion une demi-heure à une heure, à moins, bien entendu, d'indication contraire; on passe ensuite à travers une étamine, on laisse déposer un instant et l'on décante ensuite le liquide dans la bouteille dans laquelle on a pesé préalablement les sirops ou les eaux distillées.

Pour obtenir une potion plus claire, quelques praticiens recommandent de clarifier un blanc d'œuf. Cette méthode est défectueuse en ce sens que c'est aux dépens de quelques-uns des principes médicamenteux que la coagulation de l'albumine a lieu; il faudrait dans ce cas, pour compenser cette perte, augmenter d'un *tiers* au moins le poids des substances purgatives. En opérant, au reste, par infusion, on obtient un liquide qui est suffisamment clair.

Électuaires purgatifs.

Drs JADIOUX, DELPECH ET CRUVEILHIER.

℞ Miel blanc.............	30 gr.
Sirop de nerprun.......	30
Séné en poudre........	4
Racine de jalap pulvér:	4
Poudre de scille.......	0 60

Mêlez, pour un électuaire dont on prendra une cuillerée matin et soir.

Dr CRUVEILHIER.

℞ Miel..................	100 gr.
Fleur de soufre lavé..	8
Poudre de séné........	4
Soufre doré d'antimoine.	0 20
Sirop de baume de tolu.	60

Mêlez pour un électuaire.

Dr FIÉVÉE.

℞ Extrait de casse.........	15 gr.
Manne en larmes........	15
Nitrate de potasse.......	2
Poudre de séné..........	4
Sirop de nerprun, q. s.	

Pour faire un électuaire mou.

Dr SALMADE.

℞ Extrait de casse.........	24 gr.
Pulpe de tamarin........	12
Manne en larmes........	30
Poudre de séné..........	6
Sirop de violettes, q. s.	

Pour faire un électuaire mou.

Dr CHARRUAU.

℞ Pulpe de casse..........	12 gr.
— de tamarin........	8
Manne en larmes.........	24
Poudre de séné...........	6
Sirop de violettes......	ãã q. s.
— de rhub. comp..	ãã q. s.

Pour faire un électuaire.

Dr GRUBY.

℞ Électuaire lénitif........	30 gr.
Sirop de manne..........	45
Teinture de cannelle.....	1
— de girofle, gout.	ij

Mêlez exactement et ajoutez:

Eau de laurier-cerise....	8

A prendre une cuillerée toutes les heures.

Pour préparer les électuaires de cette nature, il faut d'abord piler la manne bien choisie dans un mortier de marbre avec une petite quantité soit du miel, soit du sirop indiqués, puis ensuite opérer le mélange des pulpes, des extraits et des sirops, l'on ajoute en dernier lieu les poudres et les aromates.

Poudre purgative.

Dr WOLOWSKY.

℞ Poud: de feuil: de séné	ãã 15 gr.
Crême de tartre....	ãã 15 gr.
Fleur de soufre........	12
Poud: de sem: de fenouil	0 50

Mêlez, et faites selon l'art une poudre dont on prendra une cuillerée à café matin et soir.

Dr LOUYER VILLERMAY.

℞ Poudre de séné.......	ãã 10 gr.
— d'anis........	ãã 10 gr.
— de crême de tartre	ãã 10 gr.
Sucre en poudre.........	30

Mêlez et divisez en vingt paquets. Un paquet matin et soir.

2° *De la rhubarbe.* — La rhubarbe, ainsi que son analyse le démontre, contient, outre une matière soluble dans l'eau et dans l'alcool, nommée *rhabarbarine*, à laquelle elle doit sa propriété purgative, une assez forte proportion de *tannin*. C'est ce qui explique la double propriété qu'elle possède d'être en même temps purgative et tonique. Ces deux propriétés sont d'autant mieux sensibles, que les doses employées sont plus ou moins fortes. C'est ainsi qu'à la dose de quatre grammes et plus cette racine est *purgative*, et qu'elle n'est que *tonique* à la dose de vingt-cinq à cinquante centigrammes.

Cependant, même à dose purgative, cette action tonique se fait souvent sentir, car on remarque quelquefois une constipation opiniâtre chez les personnes qui ont été purgées par elle.

Les anciens praticiens employaient fréquemment la poudre de rhubarbe torréfiée, qui, par cette opération, perdait sa propriété purgative pour ne conserver que sa propriété tonique. Cette préparation est à peu près abandonnée maintenant.

La rhubarbe est employée soit en poudre, soit en infusion, soit en pilules, seule ou associée à d'autres purgatifs ou à des toniques.

La macération ou l'infusion, même à froid, suffisent pour extraire tous les principes médicamenteux de la rhubarbe, on doit éviter la décoction, qui, n'ajoutant rien à l'efficacité du produit, a l'inconvénient, en dissolvant une certaine quantité d'amidon, de donner un liquide trouble qui refuse de passer à travers les filtres.

Potions purgatives de rhubarbe.

Dr ANDRAL.

℞ Rhubarbe concassée..... 10 gr.
Faites bouillir pendant quelques minutes dans
Eau..................... 120
Ajoutez ensuite :
Manne en larmes........ 60
Faites fondre et passez.
A prendre en une seule fois.

Dr FAUCONNEAU-DUFRESNE.

℞ Rhubarbe concassée..... 10 gr.
Faites infuser pendant un quart d'heure dans :
Eau bouillante.......... 150
Passez et ajoutez :
Sirop de rhubarbe comp. 30
Faites selon l'art.
A prendre en une seule fois.

Dr BERTIN.

℞ Poudre de rhubarbe.... 60 gr.
Eau de cannelle.... } āā 15
— de menthe..... }
Eau pure............... 30
Sirop de roses.......... 8
Mêlez pour une potion à prendre de suite.

Dr FIÉVÉE.

℞ Eau de menthe........ 150 gr.
Poudre de rhubarbe... 2 50
Sous-carbonate de pot. 2
Scammonée........... 1
Mêlez avec soin.
Pour une potion à prendre en une seule fois.

Potions purgatives de rhubarbe et de magnésie.

Dr SALMADE.

℞ Eau de menthe.......... 125 gr.
Magnésie calcinée.... } āā 2
Poudre de rhubarbe.. }
Mêlez et faites selon l'art une potion à prendre en une fois.

Dr ANDREVETAN.

℞ Magnésie calcinée....... 4 gr.
Rhubarbe pulv.......... 1
Sirop de miel............ 20
— simple.......... 70
Eau de fleur d'oranger... 30
A prendre par cuillerées.

Dr FIÉVÉE.

℞ Magnésie calcinée...... 1 gr.
Scammonée............. 0 50
Rhubarbe pulv......... 0 40
Eau de menthe......... 20
— de fleur d'oranger.. 12
Sirop d'éther........... 10
Mêlez.

Dr COTTEREAU.

℞ Rhubarbe pulv......... 0 gr.50
Magnésie............... 0 50
Eau pure................ 15
— de cannelle........ 5
Sirop simple........... 15
A donner par cuillerées à bouche.

Pour préparer les potions de magnésie et de rhubarbe on mélange d'abord les deux poudres, et l'on ajoute ensuite le liquide petit à petit, en ayant soin de n'en ajouter une nouvelle portion que lorsque la précédente est bien incorporée à la poudre, autrement si l'on versait vivement le liquide il se formerait des grumeaux qu'il serait très-difficile de faire disparaître.

Sitôt le contact du liquide avec la poudre, il y a une réaction assez prononcée de la magnésie caustique sur la rhubarbe; on remarque, en effet, que l'infusion qui aurait été seulement ambrée avec l'eau seule, devient d'un brun rouge très-foncé par le contact de la magnésie. C'est un effet commun aux autres alcalis.

Poudres de rhubarbe et de magnésie.

Dr CRUVEILHIER.

℞ Magnésie anglaise....... 0 gr.10
Rhubarbe en poudre.... 0 60
Pour une prise.
En faire six semblables.

Dr JACOB.

℞ Magnésie calcinée...... 0 gr.50
Rhubarbe pulv......... 0 20
Pour une dose.
Faire six doses semblables.

Dr JUGE.

℞ Rhubarbe pulvérisée... 0 gr.20
Magnésie anglaise...... 0 30
Mêlez.
Faites huit doses semblables.

Dr MÉLIER.

℞ Rhubarbe pulvérisée.... 0 gr.30
Magnésie calcinée...... 0 40
Mêlez pour une prise.
Préparez-en six semblables.

Dr KOREFF.

℞ Magnésie anglaise calcinée. 8 gr.
Rhubarbe................. 4
Sucre blanc............... 8
Mêlez et divisez en six doses.

Dr GIBERT.

℞ Magnésie........... } āā 0 gr. 50
Rhubarbe.......... }
En préparer huit paquets semblables.

Dr DESCROIZILLES.

℞ Magnésie calcinée........ 4 gr.
Rhubarbe en poudre...... 4
Mêlez pour une poudre dont on fera dix-huit paquets.

Dr VALLERAND.

℞ Poudre de rhubarbe...... 2 gr.
Magnésie. 2
Mêlez et divisez en douze paquets.
On en prendra un au commencement de chaque repas.

Rhubarbe, magnésie et opium.

Dr DEBOUT.

℞ Poudre de rhubarbe.... 2 gr.
— d'opium brut... 0 10
Magnésie calcinée...... 2
Mêlez et divisez en six paquets.

Dr BOINET.

℞ Magnésie calcinée... } āā 4 gr.
Rhubarbe pulvérisée }
Opium brut pulv....... 0 40
Mêlez et divisez en douze prises.

Dr LAGUERRE.

℞ Magnésie calcinée...... 2 gr.
Poudre de rhubarbe. } āā 1
— de quinquina }
Opium brut pulv....... 0 10
Mêlez et divisez en dix doses.

Dr BOUCHARDAT.

℞ Rhubarbe.............. 5 gr.
Opium brut pulv....... 0 10
Mêlez et divisez en quinze paquets.
A prendre un chaque jour avant le repas principal.

Rhubarbe, magnésie et substances aromatiques.

Dr JOBERT DE LAMBALLE.

℞ Rhubarbe ⎫
Magnésie ⎬ āā 1 gr.
Valériane ⎭
Sirop, q. s.
Pour faire selon l'art trente-cinq pilules.

Dr KOLB.

℞ Poudre de rhubarbe... ⎫ āā 1 gr.
— de magnésie.. ⎭
Oléo-sucre de fenouil..... 2
Mêlez et divisez en quatre paquets égaux.

—

Dr COTTEREAU.

℞ Magnésie décarbonatée.... 3 gr.
Poudre de rhubarbe...... 3
— de castoréum... . 1
Mêlez et faites selon l'art une poudre parfaitement homogène, divisée en neuf parties égales.

Dr POUGET.

℞ Magnésie. .... 2 gr.
Rhubarbe. 1
Cannelle. 0 50
Mêlez et divisez en dix paquets.

—

Dr KOREFF.

℞ Magnésie calcinée...... 2 gr.
Poudre de rhubarbe..... 1
Racine de gingembre.... 0 60
Essence de carvi, gouttes. ij
Mêlez et divisez en deux paquets.

Dr FAUCONNEAU-DUFRESNE.

℞ Rhubarbe. .... 4 gr.
Magnésie calcinée........ 4
Cannelle................. 2
Scammonée............... 1
Sulfate de potasse....... 1
Mêlez et divisez en douze prises.

Rhubarbe, magnésie et quinquina.

Dr MÉLIER.

℞ Rhubarbe ⎫
Extrait sec de quinq... ⎬ āā 2 gr.
Magnésie calcinée.... ⎭
Mêlez et divisez en neuf prises égales.

Dr DUVIVIER.

℞ Poudre de rhubarbe...... 4 gr.
— de quinquina...... 6
Magnésie anglaise........ 2
Mêlez et divisez en douze parties égales.

Rhubarbe, magnésie et sulfures.

Dr SICHEL.

℞ Rhubarbe ⎫
Magnésie ⎪
Sulfure d'antimoine et ⎬ āā 2 gr.
d'hydrargyre ...... ⎭
Mêlez et divisez en dix paquets.

Dr DESMARRE.

℞ Rhubarbe ⎫
Magnésie carbonatée.. ⎪
Sulfure d'antimoine et ⎬ āā 2 gr.
d'hydrargyre...... ⎭
Mêlez et faites selon l'art, seize paquets.

—

Dr GOUPIL.

℞ Rhubarbe pulv........... 4 gr.
Magnésie décarbonatée.... 2
Soufre sublimé........... 1
Mêlez et divisez en vingt-quatre doses.

Dr DURINGE.

℞ Rhubarbe pulv......... 2 gr.
Extrait d'aloès.......... 2
Soufre doré d'antimoine. 0 60
Mêlez et divisez en vingt-cinq pilules.

La pesanteur spécifique de la magnésie étant bien moindre que celle de toutes les autres poudres avec lesquelles on la mêle, il s'ensuit qu'il faut faire le mélange avec précaution pour obtenir une poudre bien homogène. A cet effet on devra d'abord mélanger les poudres les plus lourdes dans le mortier en commençant par celles dont il y a le moins, et en ajoutant les autres par petites portions et en triturant. Quand ce premier mélange est fait, on ajoute ensuite la magnésie, aussi par petites portions, en ayant soin de n'en ajouter une nouvelle dose que lorsque celle primitivement ajoutée est parfaitement incorporée. Une poudre bien préparée, lorsqu'on la presse entre deux papiers, ne doit point laisser percevoir de points blancs dans la masse.

Rhubarbe et quinquina.

Dr FAUCONNEAU-DUFRESNE.

℞ Quinquina jaune conc.... 1 gr.
Rhubarbe concassée...... 4
Mêlez pour un paquet à faire infuser à froid dans une carafe d'eau.
Faire quatre paquets semblables.

Dr HAMEL.

℞ Quinquina jaune pulv. } āā 2 g.50
Rhubarbe de Chine id. }
Mêlez et partagez en huit paquets.
En prendre un dans chaque cuillerée de soupe.

Dr BOYS DE LOURY.

℞ Poudre de rhubarbe. } āā 0 gr. 25
— de quinquina }
Faites selon l'art six prises pareilles.

Dr CHARRUAU.

℞ Poudre de quinquina rouge. 2 gr.
— de rhubarbe........ 3
Mêlez pour une poudre à prendre par cuillerées à café.

Dr JUGE.

℞ Rhubarbe torréfiée. } āā 0 gr. 20
Quinquina jaune... }
Pour une dose
Faites huit doses semblables.

Dr BOISSERIE-LASSERVE.

℞ Rhubarbe en poudre. } āā 0 gr. 30
Quinquina id. }
Mêlez pour une prise.
En faire huit semblables.

Dr MÉLIER.

℞ Rhubarbe pulvérisée.... 0 gr.60
Extrait sec de quinquina. 0 40
Mêlez pour une prise.
En faire six semblables.

Dr MOYNIER.

℞ Extrait de rhubarbe. } āā 1 gr. 20
— de quinquina. }
Faites selon l'art dix-huit pilules argentées.

Dr CHARRUAU.

℞ Extrait mou de quinquina 2 gr.
Poudre de rhubarbe...... 1 50
Mêlez et faites selon l'art seize pilules.

Dr BERTIN.

℞ Extrait de rhubarbe.... 1 gr.
— de quinquina... 0 50
Poudre de gingembre... 1
Huile de carvi, gouttes.. ij
Mêlez et faites selon l'art vingt pilules.
Une d'heure en heure.

Rhubarbe et magister de bismuth.

Dr PIDOUX.

℞ Rhubarbe en poudre.. } āā 30 gr.
Sous-nitrate de bismuth }
Pour un paquet.
En faire huit semblables.

Dr CABANELLAS.

℞ Rhubarbe 0 gr.15
Sous-nitrate de bismuth. 0 10
Faites selon l'art douze paquets contenant chacun cette dose.

Rhubarbe et aloès.

Dr FOUQUIER.

℞ Extrait de rhubarbe....... 3 gr.
Aloès.................... 1
Mêlez pour faire dix pilules.
En prendre une chaque matin au réveil.

Dr GOUPIL.

℞ Extrait de rhubarbe..... 3 gr.
— d'aloès......... 0 80
Mêlez et divisez en trente pilules.

Dr CRUVEILHIER.

℞ Extrait de rhubarbe. }
Aloès............ } āā 0 gr. 50
Sel essent. de quinq. }
Mêlez et faites selon l'art dix pilules.

Dr GENDRIN.

℞ Poudre de rhubarbe..... 2 gr.
Extrait de quinquina... 2
Aloès succotrin........ 1 50
Sirop de nerprun, q. s.
Mêlez et faites selon l'art vingt pilules.

Dr PUCHE.

℞ Aloès lucide........... 1 gr. 20
Rhubarbe pulv......... 1 20
Extrait de quinquina, q. s.
Mêlez et divisez en douze pilules.

Dr DESCHAMPS.

℞ Aloès................. 0 gr. 60
Extrait de rhubarbe..... 2
Mêlez et divisez en douze pilules argentées.

Dr BIETT.

℞ Rhubarbe pulv........... 4 gr.
Extrait d'aloès........... 2
Sirop d'althæa, q. s.
Pour une masse que l'on divisera en trente-six pilules.

Dr BLACHE.

℞ Rhubarbe............... 2 gr.
Aloès succotrin.......... 2
Extrait de ményanthe..... 4
Mêlez et faites selon l'art vingt-quatre pilules argentées.

Rhubarbe, aloès et savon.

Dr CORBEL.

Pilules purgatives fondantes.
℞ Rhubarbe............... 6 gr.
Aloès.................. 4
Savon médicinal.......... 2
Faites une masse que vous diviserez par pilules de 0,30 centigrammes.
En prendre trois le soir en se couchant.

Dr DURINGE.

℞ Extrait de rhubarbe... } āā 4 gr.
Poudre de rhubarbe.. }
Savon médicinal.......... 8
Mêlez et faites des pilules de 0,20 centigrammes (80 pilules).
A prendre trois fois par jour, trois à quatre chaque fois.

Dr FIÉVÉE.

℞ Extrait de rhubarbe..... 4 gr.
— d'aloès.......... 1 20
Savon officinal......... 10
Poudre de scammonée.. 2
Mêlez et faites des pilules de 0,25 centig., roulées dans le lycopode. (62 pilules.)

Dr REGNAULT.

℞ Rhubarbe pulv........ }
Aloès succotrin...... } āā 2 gr.
Savon médicinal...... }
Poudre de cannelle comp.. 1
Sirop simple, q. s.
Pour des pilules de 0,30 centig. (34 pilules.)

Dr BÉRARD.

℞ Rhubarbe................ 1 gr.
Aloès.................. 1
Savon médicinal, q. s.
Pour douze pilules.

Dr LAGNEAU.

℞ Rhubarbe................ 4 gr.
Aloès.................. 6
Savon médicinal.......... 2
Mêlez et faites des pilules de 0,30 centigrammes (46 pilules).

Rhubarbe, aloès et fiel de bœuf.

Drs MARJOLIN ET HÉRISSON.

℞ Savon médicinal........ 0 gr. 10
Fiel de bœuf épaissi.... 0 05
Rhubarbe.............. 0 05
Pour une pilule.
En faire trente semblables.
Une le matin, une le soir.

Dr KOREFF.

℞ Rhubarbe pulv......... 4 gr.
Fiel de bœuf épaissi.... 4
Aloès.................. 0 60
Mêlez et faites des pilules de 0,15 centig., roulées dans le lycopode.

Dr CANQUOIN.

℞ Savon amygdalin.....		
Rhubarbe pulv.......		
Extrait d'aloès.......	aā	4 gr.
— de fiel de bœuf.		
— de 2e éc. de sureau		

Faites selon l'art des pilules de 0,25 centigrammes (98 pilules).

L'addition du savon dans les pilules qui contiennent des substances résineuses purgatives ne doit pas être considérée comme un excipient indifférent. Il se forme, au contraire, réellement une espèce de combinaison chimique, un savonule résineux.

Il est d'observation que les résines ou gommes-résines drastiques associées au savon ont une action purgative plus douce et moins irritante. Est-ce par suite de cette nouvelle combinaison ou seulement parce que la dissolution ou la division de la résine étant facilitée par la présence du savon, l'action sur le tube intestinal est plus générale et ne se borne pas à agir seulement sur un seul point de sa superficie? Toujours est-il qu'on éprouve infiniment moins de coliques.

On devra donc, dans la préparation de ces pilules, comme dans la préparation de celles que nous aurons plus tard à examiner lorsque nous traiterons de la résine de jalap, de la gomme gutte et autres, favoriser autant que possible cette combinaison. A cet effet on devra piler d'abord, pour les pilules qui nous occupent, le savon soit dans un mortier de marbre, de porcelaine ou de fer, et lorsqu'il sera suffisamment ramolli y ajouter l'aloès en poudre. Le mélange qui en résultera devra être pilé assez longtemps pour que la masse soit parfaitement homogène, c'est alors seulement qu'on incorporera la poudre de rhubarbe et les autres poudres. Le but principal de la manipulation doit être de mélanger aussi intimement que possible la résine au savon.

3° *Du calomel.* — Le calomel est une des substances purgatives le plus généralement employées, soit pur, soit associé à de simples excipients ou à d'autres purgatifs cathartiques ou drastiques.

Selon la dose administrée, l'action du calomel sur l'économie est profondément modifiée; c'est ainsi qu'il devient anthelminthique, dépuratif ou antisyphilitique, lorsque, n'agissant pas comme purgatif, il reste plus longtemps en contact avec les voies digestives. C'est que, dans ce cas, il est absorbé, et qu'il agit selon sa spécificité mercurielle. Il détermine alors assez souvent la salivation.

M. le docteur Mialhe, d'après des expériences qui lui sont propres, pense que cette action secondaire du calomel, poudre insoluble, est due à une réaction chimique qui se forme au milieu de nos humeurs, et par laquelle une partie du calomel se trouve transformée en sublimé ou *deutochlorure* soluble et en mercure métallique, sous l'influence et au contact du sel marin et du sel ammoniac qui existent naturellement dans les liquides du tube digestif.

Calomel et excipient simple.

1° Poudres.

Dr BLACHE.

℞ Calomel.............. 0 gr.05
Sucre pulvérisé......... 5
Mêlez et divisez en douze prises.
Une prise de deux heures en deux heures.

Dr GENDRIN.

℞ Calomélas..........
Sucre de lait........ } ãã 0 gr. 50
Mêlez et divisez en vingt prises.
Trois prises par jour.

Dr DOUBLE.

℞ Calomel à la vapeur..... 0 gr.05
Sucre candi en poudre... 0 25
Mêlez pour une dose.
Préparez douze doses semblables.

Dr COLOMBAT DE L'ISÈRE.

℞ Calomel en poudre...... 0 gr.50
Sucre................. 16
Mêlez et divisez en dix paquets.

Dr CABANELLAS.

℞ Calomel à la vapeur....... 4 gr.
Sucre pulvérisé.......... 15
Mêlez.
Pour une poudre à priser par le nez plusieurs fois par jour.

Dr VALLERANT.

℞ Fleurs d'arnica pulv.
Sucre candi pulvérisé } ãã 2 gr.
Calomel............... 0 50
Mêlez.
Pour priser par le nez deux ou trois fois par jour.

2° Pilules et pastilles.

Dr J. CLOQUET.

℞ Extrait de saponaire.... 4 gr.
Calomel à la vapeur.... 0 50
Mêlez et divisez en pilules.
N° 40.

Dr GIBERT.

℞ Extrait de chicorée........ 2 gr.
Calomel................. 1
Mêlez et divisez en douze pilules.

Dr REIS.

℞ Protochlor. de mercure à la vapeur........... 4 gr.
Sucre blanc pulv., q. s. 10
Gomme adragante, q. s. 0 50
Pour faire vingt pastilles d'un petit modèle.

Dr REIS.

℞ Calomel à la vapeur....... 1 gr.
Chocolat à la vanille, q. s. 20
Mêlez et faites selon l'art vingt pastilles.

Les pastilles prescrites ci-dessus devront être préparées de la manière suivante :

Pour celles avec le sucre, on formera d'abord avec les 0,50 centigrammes de gomme adragante et 4 à 5 grammes d'eau de fleur d'oranger en mucilage, que l'on incorporera par petites portions au sucre, préalablement mélangé avec le calomel; lorsque la pâte sera de consistance convenable on en prendra le poids, et l'on divisera ce poids par le nombre de pastilles demandées. C'est ainsi que pour la formule qui nous occupe, le poids de la masse humide étant 20 grammes et le nombre de pastilles demandées 20, on aura 1 gramme pour chaque pastille; d'après ces données, on étendra donc la masse sur un marbre au moyen d'un rouleau jusqu'à ce que la pastille obtenue au moyen de l'emporte-pièce ait atteint ce poids de 1 gramme. Ce résultat obtenu, on divisera la totalité en pastilles, que l'on fera sécher à une douce température.

Quant aux pastilles avec le chocolat, on mettra le chocolat prescrit dans un mortier de fer que l'on aura échauffé en faisant brûler dans son intérieur 20 à 30 grammes d'esprit-de-vin. On le pilera jusqu'à ce qu'il soit suffisamment ramolli, et l'on y incorporera ensuite le calomel. La pâte est ensuite allongée en rouleau et divisée comme on le ferait pour des pilules. Les bols obtenus sont placés sur une plaque en fer-blanc chauffée, à laquelle on communique une légère secousse pour aplatir le bol et lui donner la forme de pastilles de chocolat.

Cette manipulation est délicate et demande de l'habitude et une certaine adresse pour obtenir des pastilles de formes égales. On peut obvier à cet inconvénient en employant, au lieu de chocolat pur, un mélange de sucre et de chocolat à parties égales. A cet effet on râpe le chocolat, on le mêle au sucre en poudre et au calomel et l'on forme des pastilles au moyen d'un mucilage de gomme adragante, comme il vient d'être dit.

3° Potions et opiats.

Dr LEFÈVRE.

℞ Calomel anglais à la vapeur	0 gr.60
Gomme adragante	0 60
Eau de tilleul	45
Sirop de fleur d'oranger	15

Faites selon l'art un looch purgatif.

Dr GIBERT.

℞ Looch blanc	60 gr.
Calomel	0 50

Mêlez.
A prendre en deux fois à une heure d'intervalle.

Dr MÉLIER.

℞ Mucilage de gomme adragante	0 gr.60
Sirop de capillaire	30
Calomel à la vapeur	1

Mêlez.
Étiquetez : Potion purgative.

Dr GUERSANT.

℞ Sirop de chicorée	30 gr.
Calomel à la vapeur	0 15

Mêlez.

Dr DESCHAMPS.

℞ Sirop de fleur de pêcher	50 gr.
Calomel à la vapeur	1

Mêlez. Une cuillerée toutes les heures.

Dr TESSIER.

℞ Miel	15 gr.
Calomel à la vapeur	0 30

Mêlez. Pour un opiat à prendre en une fois.

Dr J. CLOQUET.

℞ Calomel à la vapeur	0 gr.30
Miel	8

Mêlez. Pour un opiat.
Pour prendre le matin à jeun.

Dr FAUCONNEAU-DUFRESNE.

℞ Calomel	0 gr.50
Miel	15

Mêlez. Pour un opiat.
A prendre en deux fois, à un quart d'heure d'intervalle.

Lorsque le praticien juge convenable d'administrer le calomel sous forme de médicament liquide, il doit, comme dans les prescriptions ci-dessus, n'employer que des sirops ou des liquides gommeux, le looch, par exemple, et en petite quantité, la viscosité du liquide étant indispensable pour maintenir, après agitation, le calomel suspendu assez longtemps pour permettre de verser le mélange dans une cuiller. Autrement, si le liquide était aqueux, la précipitation du calomel se faisant presque instantanément, il s'ensuivrait qu'il ne serait pas administré et qu'il resterait au fond des bouteilles.

On doit éviter soigneusement de prescrire, soit des amandes amères, soit de l'eau de laurier-cerise pour la confection de semblables purgatifs. La petite quantité de *cyanure de mercure* qui se formerait aux dépens du *chlorure* pourrait déterminer de graves accidents.

Pour additionner un sirop ou un looch de calomel, il ne suffit pas de mettre la poudre dans la bouteille avec le sirop et d'agiter. Le calomel, comme toutes les poudres impalpables, est toujours aggloméré en petites masses, qui, ne se divisant pas dans le liquide, y formeraient une multitude de grumeaux. On devra donc mettre la poudre dans un petit mortier de porcelaine, la broyer d'abord avec un peu de sirop, puis ensuite avec toute la quantité, et transvaser de suite dans la bouteille, en ayant soin de faire tomber les dernières portions au moyen d'une carte, pour qu'il n'y ait pas perte de substance.

Malgré toutes ces précautions, il arrive presque toujours qu'une partie du calomel reste dans les bouteilles; aussi la forme la plus convenable et la plus commode pour éviter cette perte, surtout lorsqu'il s'agit d'administrer le calomel aux enfants, c'est l'emploi du miel, comme dans les dernières formules ci-dessus décrites.

Calomel et rhubarbe.

Dr COLOMBAT DE L'ISÈRE.

♃ Calomel............... 0 gr.50
Rhubarbe pulvérisée... 1
Mêlez et divisez en dix paquets.

Dr FOUQUIER.

♃ Calomel................ 0 gr.30
Rhubarbe............. 0 60
Mêlez exactement et partagez en six paquets égaux.

Dr BARON.

♃ Calomel à la vapeur.... 0 gr.30
Rhubarbe............. 0 60
Sirop, q. s.
Pour trois pilules.

Dr DESCHAMPS.

♃ Calomélas.............. 0 gr.60
Extrait de rhubarbe..... 2
Mêlez et faites selon l'art douze pilules argentées.

Dr EM. DEBOUT.

♃ Poudre de rhubarbe..... 0 gr.50
Protochlor. d'hydrargyre. 0 60
Mêlez. Pour une dose à prendre demain matin.

Dr VOILLEMIER.

♃ Calomel............... 2 gr.
Rhubarbe............. 0 60
Pour huit paquets.
Un paquet chaque matin.

Dr FAUCONNEAU-DUFRESNE.

Se purger avec les pilules suivantes:
♃ Calomel................ 0 gr.60
Rhubarbe............. 1 20
Mêlez et divisez en douze pilules.

Dr PIRON SAMPIGNY.

♃ 1/2 looch du Codex.
Ajoutez :
Calomel................. 0 gr 40
Rhubarbe............. 1
Mêlez selon l'art.
Une cuillerée d'heure en heure, jusqu'à ce qu'il se manifeste deux à trois selles.

Calomel et magnésie.

Dr SICHEL.

♃ Calomel à la vapeur..... 0 gr.40
Magnésie calcinée.. ... 2
Mêlez et divisez en huit doses égales.

Dr SELLIER.

♃ Calomel pulvérisé...... 0 gr.40
Magnésie anglaise...... 0 80
Mêlez et divisez en quatre paquets.

Dr PIOGET.

℞ Rhubarbe pulvérisée } ãã 0 gr.25
Magnésie anglaise... }
Calomel................ 0 30
Sirop de roses pâles..... 30
Mêlez.
Pour une dose.

Dr CHAUSSIER.

℞ Mercure doux.......... 0 gr.30
Carbonate de magnésie. 0 40
Sirop de nerprun, q. s.
Pour deux pilules.

Le mélange du calomel avec les poudres végétales, et surtout avec la magnésie, demande, pour être homogène dans toutes ses parties, les mêmes précautions manipulatoires qui ont été développées précédemment à l'article *Magnésie et rhubarbe.*

On devra donc mettre d'abord le calomel dans le mortier avec un volume à peu près égal de la poudre indiquée, et l'on n'ajoutera une nouvelle dose de cette même poudre que lorsque le premier mélange sera parfaitement opéré.

Le véritable moyen de bien opérer ces sortes de mélanges, surtout lorsqu'il s'agit de mêler des petites quantités à de beaucoup plus fortes, c'est de fractionner les doses à mélanger, de manière à n'agir toujours que sur des volumes égaux de poudre.

Calomel et aloès.

Dr AUVITY.

℞ Aquila alba.............. 1 gr.
Extrait d'aloès........... 1
Mêlez et divisez en neuf pilules.
Une tous les trois jours dans la première cuillerée de soupe.

Dr BOUSQUET.

℞ Aloès en poudre........ 1 gr.
Calomel. 0 25
Extrait de gentiane, q. s.
Mêlez et faites selon l'art dix pilules.

Dr J. CLOQUET.

℞ Extrait de rhubarbe..... 0 gr.60
Calomel à la vapeur..... 0 30
Aloès.................. 0 20
Faites selon l'art et divisez en douze pilules.

Dr ÉMERY.

℞ Calomel à la vapeur..... 0 gr.15
Rhubarbe en poudre.... 0 20
Aloès succotrin......... 0 05
Sirop de chicorée, q. s.
Pour trois pilules.

Dr LUGOL.

℞ Calomel à la vapeur.... 0 gr.30
Aloès succotrin........ 0 60
Mêlez exactement et divisez en quatre prises égales.

Dr LEGROUX.

℞ Calomel................ 0 gr.50
Aloès succotrin......... 0 50
Mêlez et divisez en cinq prises.

Dr DES ÉTANGS.

℞ Calomel................ 1 gr.
Aloès succotrin........ 1 50
Mucilage, q. s.
Mêlez et faites selon l'art dix pilules.

Dr FOISSAC.

℞ Scammonée. 0 gr.50
Aloès................... 0 25
Calomel. 0 10
Faites avec s. q. de mucilage de gomme, huit pilules.

Dr DURINGE.

℞ Extrait de rhubarbe..... 2 gr.
— d'aloès aqueux.. 0 50
Calomélas.............. 0 20
Faites selon l'art et divisez en deux pilules.

Dr REIS.

℞ Protochlorure de mercure 1 gr.20
Aloès.................. 2
Extrait de valériane...... 8
Mêlez et faites selon l'art quarante pilules.

Calomel et jalap.

Poudres.

Dr A. BÉRARD.

Se purger trois fois par semaine avec les poudres suivantes :

℞ Calomélas.............. 0 gr.75
Jalap.................. 1

Mêlez et divisez en deux doses à demi-heure d'intervalle.

Dr RICHELOT.

Matin et soir avaler un des paquets suivants dans un morceau de pain à chanter.

℞ Calomel................ 0 gr.10
Poudre de jalap........ 1

Mêlez pour un paquet.
Faites vingt semblables.

Dr LUGOL.

℞ Calomel........... } āā 0 gr. 30
Jalap.............. }

Mêlez et divisez en deux prises.

Dr PIDOUX.

℞ Calomel.............. 0 gr.40
Poudre de jalap......... 0 50

Mêlez et faites deux paquets.

Dr BARON.

℞ Calomel................ 0 gr.10
Jalap pulvérisé......... 0 20

Mêlez pour une dose.

Dr TANCHOU.

Prendre dans une petite tasse de café au lait la poudre suivante.

℞ Jalap en poudre........ 0 gr.60
Calomel à la vapeur.... 0 25

Mêlez.

Dr PORTALÈS.

℞ Calomel.............. }
Rhubarbe en poudre.. } āā 1 gr.
Jalap en poudre...... }

Mêlez et divisez en huit paquets.
Un paquet toutes les heures dans du pain à chanter, jusqu'à ce que l'on ait obtenu quatre à cinq évacuations.

Dr DESCHAMPS.

℞ Calomélas.............. 1 gr.
Résine de jalap........ 0 60
Extrait de rhubarbe.... 2

Mêlez et faites selon l'art douze pilules argentées.

Pilules.

Dr J. CLOQUET.

℞ Jalap en poudre........ 0 gr.40
Calomel à la vapeur.... 0 20

Mêlez et faites selon l'art six pilules.

Dr LOUIS.

℞ Aloès succotrin.... }
Résine de jalap..... } āā 0 gr. 30
Calomel............ }

Mêlez pour six pilules.
Trois pilules le soir.

Dr RICORD.

Deux pilules composées avec :
Calomel.................. 0 gr.30
Poudre de jalap........... 0 75
Sirop de sucre, q. s.

Dr REIS.

℞ Poudre de scille...... } āā 4 gr.
— de jalap....... }
Protochlor. d'hydrargyre. 2
Sirop des cinq racines, q. s.

Pour soixante-douze pilules recouvertes de gélatine.

Dr ANDRAL.

℞ Calomélas.............. 0 gr.50
Résine de jalap......... 0 30
Extrait de coloquinte... 0 10

Faites selon l'art six pilules.

Dr TROUSSEAU.

℞ Calomel................ 0 gr.15
Aloès succotrin........ 0 10
Résine de jalap......... 0 20

Mêlez et faites dix pilules.
Une toutes les trois heures.

Dr ÉMERY.

℞ Aloès succotrin........ 1 gr.
Jalap................. 0 50
Calomel............... 2
Rhubarbe pulv......... 1
Sirop de chicorée, q. s.
Pour faire vingt-quatre pilules.

Dr FLANDIN.

℞ Résine de jalap......... 1 gr.
Rhubarbe.............. 1
Calomel à la vapeur.... 0 40
Mêlez et faites selon l'art huit pilules.

Dr FAUCONNEAU-DUFRESNE.

℞ Aloès............... }
Résine de jalap....... } āā 1 gr.
Rhubarbe............ }
Calomel............ }
Miel, q. s.
Pour faire vingt pilules égales.
En prendre deux chaque matin.

Dr REGNAULD.

℞ Calomélas............ 0 gr.60
Résine de jalap..... } āā 0 30
Aloès succotrin..... }
Sirop, q. s.
Pour prendre douze pilules qu'on argentera.
A prendre une de demi-heure en demi-heure jusqu'à effet purgatif.

Dr ANDEVRETAN.

℞ Aloès.............. ... 2 gr.
Calomel............. 0 80
Résine de jalap........ 1 20
Extrait de rhubarbe.... 1
Mêlez et faites selon l'art des pilules de 0,30 centigrammes (16 pilules).

Dr ESPÉROU.

℞ Calomel à la vapeur..... 0 gr.20
Poudre de jalap........ 2
Aloès succotrin........ 0 60
Mêlez et faites selon l'art douze pilules.

Potions, Électuaire, Pastilles.

Dr REQUIN.

Électuaire purgatif.
℞ Résine de jalap......... 1 gr.
Calomel à la vapeur.... 0 30
Sucre............ } āā 1
Poudre de réglisse.. }
Miel, q. s.............. 15
Broyez exactement la résine avec le sucre et les autres poudres, puis mélangez le tout ensemble avec le miel.
A prendre le matin à jeun en une seule fois.

Dr DELAMARE.

℞ Poudre de racine de jalap. 0 gr.50
Calomel à la vapeur..... 0 30
Chocolat............... 4
Mêlez et faites selon l'art dix pastilles.
Une matin et soir.
Voir pour la préparation de ces pastilles, à la page 27.

Dr CHARRUAU.

℞ Calomélas............. 0 gr.20
Jalap pulvérisé......... 1 50
Sirop de violettes....... 16
Mêlez pour un purgatif à prendre en une fois.

Dr WOLOWSKY.

℞ Calomel.............. 0 gr.25
Poudre de jalap........ 1 20
Eau de fleur d'oranger... 30
Sirop de fleur d'oranger. 15
Mêlez pour prendre en une seule fois.

Calomel, gomme gutte et scammonée.

Dr ANDRAL.

Calomel.............. 0 gr.90
Poudre de scammonée.. 0 90
Mêlez et faites selon l'art douze pilules.
Dont on prendra quatre de huit jours en huit jours.

Dr LEROUX.

Calomel à la vapeur..... 0 gr.40
Scammonée............ 0 50
Mêlez et divisez en deux doses.

Dr CRUVEILHIER.

Aloès.............	ãã	0 gr. 05
Gomme gutte		
Scammonée........		
Calomel.		

Sirop de nerprun, q. s.
Pour une pilule.
En faire huit semblables.

Dr LOUYER VILLERMAY.

Calomel.	ãã	1 gr.
Diagrède............		
Aloès...............		
Rhubarbe...........		

Mêlez selon l'art.
Divisez en cinquante bols égaux.

Dr ANDRAL.

Gomme gutte...........	0 gr.05
Scammonée...........	0 20
Calomel..............	0 03

Pour une pilule.
En faire dix semblables.
Une pilule chaque matin au réveil.

Dr TOURNIÉ.

Scammonée...........	1 gr.
Calomel à la vapeur....	0 30

Mêlez et faites selon l'art six pilules.
Une soir et matin.

Calomel et coloquinte.

Dr DUHAMEL.

Calomélas.............	0 gr.45
Extrait de coloquinte...	0 75
Gomme ammoniaque...	0 60

Faites selon l'art six pilules.

Dr HALMA-GRAND.

Calomel à la vapeur....	0 gr.60
Extrait de coloquinte...	0 40

Mêlez et faites quatre pilules de 0,25 centigrammes.

Dr TROUSSEAU.

Calomel................	0 gr.25
Gomme gutte.........	0 10
Extrait de coloquinte...	0 03
Jalap en poudre........	1

Mêlez et étiquetez : poudre purgative.

Calomel, sulfure d'antimoine et soufre.

Dr SICHEL.

Calomélas..............	0 gr.30
Soufre doré d'antimoine.	0 10
Magnésie carbonatée....	2

Mêlez et divisez en six paquets.

Dr DEBOUT.

Calomel............	0 30
Soufre doré d'antimoine.	0 10
Carbonate de magnésie..	1

Mêlez et divisez en douze parties.

Dr LUGOL.

Calomel.	0 gr.50
Fleurs de soufre.......	8
Miel..................	250

Faites selon l'art un mélange à prendre par cuillerées.

Dr SALMADE.

Extrait de saponaire.....	4 gr.
— de douce amère..	8
Calomel.	0 60
Soufre doré d'antimoine..	0 30

Mêlez et faites selon l'art des pilules de 0,20 centigrammes (32 pilules).

Dr BLACHE.

Soufre doré d'antim.	ãã	0 gr. 60
Calomel à la vapeur.		
Magnésie décarbonatée..		4

Mêlez et divisez en vingt-quatre prises.

Calomel et narcotiques.

Dr BISSON.

Poudre de calomel à la vapeur......................	0 gr.30
Extrait aqueux d'opium.	0 15

Mêlez et faites selon l'art six pilules.

Dr BOULU.

Calomel...............	0 gr.15
Ext. gom. thébaïque...	0 02

Mêlez et faites trois prises de la dose ci-dessus.
A prendre une d'heure en heure.

Dr SICHEL.

Calomel à la vapeur..... 0 gr.05
Extrait de belladone sans fécule.................... 0 08
Sirop simple, q. s.
Mêlez et faites selon l'art neuf pilules semblables.

Dr HÉRISSON.

Calomel prép. à la vapeur.......... } āā 1 gr. 20
Extrait de jusquiame }
— de ciguë..... }
Mêlez exactement et divisez en quarante-huit pilules.
Une le matin et une le soir.

Dr BOISSERIE-LASSERVE.

Rhubarbe en poudre.... 1 gr.20
Extrait de ciguë......... 1
Calomel à la vapeur.... 0 50
Mêlez et faites selon l'art dix-huit pilules.

Dr DEVILLE.

Poudre de scille...... } āā 4 gr.
— de digitale.... }
Calomel à la vapeur...... 2
Sirop de gomme, q. s.
Pour faire des pilules de 0,20 centigrammes argentées (108 pilules).

Pour les pilules dans lesquelles il n'entre que du calomel allié à des poudres végétales, on devra, lorsque le mélange aura été opéré, ajouter l'excipient prescrit, soit sirop ou extrait; mais lorsqu'il faudra y ajouter des résines purgatives, et surtout celle de jalap, qui ne peut être mise en poudre isolément, on devra la broyer d'abord avec la poudre végétale, s'il en entre dans la composition, autrement avec un peu de sucre, et faire une première poudre de toutes les substances réunies que l'on retire du mortier pour procéder ensuite à un nouveau mélange avec le calomel, comme il a été indiqué précédemment.

Lorsque l'excipient n'est pas indiqué, le miel est une des substances qui conviennent le mieux pour la confection des pilules, en raison de ce qu'elles se conservent longtemps molles et, par conséquent, plus aptes à agir sur l'économie.

La gomme arabique et surtout la gomme adragante doivent être employées le moins possible, en raison de la dureté qu'elles communiquent à la masse après quelques jours de confection.

Calomel et savon.

Dr CHARRUAU.

Calomel à la vapeur....... 1 gr.
Savon médicinal........... 2
Mêlez et faites dix-huit pilules.

Dr RICHELOT.

Savon médicinal........ 0 gr.10
Calomel................ 0 05
Pour une pilule.
En faire dix semblables.

Dr MOJON.

Calomel................ 0 gr.45
Savon médicinal, q. s.. 1
Faites selon l'art neuf pilules.

Dr BIETT.

Savon médicinal......... 4 gr.
Calomel à la vapeur.... 1 20
Extrait de taraxacum..... 2 40
Mêlez et faites quarante-huit pilules.
Tous les soirs deux pilules.

Dr ÉMERY.

Savon médicinal........ 4 gr.
Aloès succotrin......... 1 20
Calomélas............. 1 20
Faites vingt-quatre pilules.

Dr LUGOL.

Savon médicinal....... 2 gr.
Résine de jalap......... 1
Aquila alba.......... 0 30
Mêlez et divisez en six pilules.

Dr REGNAULD.

Savon médicinal........	1 gr.50
Calomélas............	0 80
Extrait d'aloès.........	0 50

Faites selon l'art quinze pilules.
A prendre une le soir en se couchant.

Dr FIÉVÉE.

Extrait de coloquinte...	1 gr.20
Scammonée............	2
Résine de jalap.........	2
Calomel...............	1
Savon médicinal........	4
Essence d'anis, gouttes..	viij

Mêlez et faites selon l'art quarante pilules.

Dr PIRON SAMPIGNY.

Extrait de fiel de bœuf...	0 gr.10
— de rhubarbe.....	0 05
Calomel à la vapeur....	0 03
Savon médicinal........	0 06

Mêlez exactement pour une pilule qu'on argentera.
En préparer dix semblables.

Dr DESCHAMPS.

Savon amygdalin.........	8 gr.
Extrait de genièvre.......	4
Protochlor. d'hydrargyre.	1

Mêlez et faites selon l'art des pilules de 0,20 centigrammes (90 pilules).
Une matin et soir.

Quelques pharmacologistes pensent que l'on devrait rejeter de la matière médicale les formules où il entre simultanément du calomel et du savon; ils considèrent ces sortes de préparations comme défectueuses, en raison de la réaction qui s'établit entre ces deux substances.

Mais quand on voit des praticiens aussi distingués que ceux dont nous donnons les formules, sanctionner l'usage de ces composés, on est fondé à penser qu'ils doivent avoir leur utilité dans les cas spéciaux où ils ont été employés.

Ce qui est certain, c'est que l'action du mercure en tant que calomel, doit être profondément modifiée, puisque le résultat de la réaction des deux corps tend à la formation d'un savon mercuriel (oléomargarate de protoxyde de mercure), d'où il s'ensuivrait que l'action thérapeutique de ces sortes de pilules devrait se rapprocher de celle des *pilules de Sédillot*, composées *d'onguent mercuriel et de savon.*

4° *De la Magnésie* (calcinée et carbonatée et de ses sels).—La magnésie par elle-même n'est pas purgative, ce n'est que secondairement et par suite de sa combinaison avec les acides qui se trouvent dans l'estomac, qu'elle acquiert cette propriété. Cette circonstance explique la lenteur plus ou moins grande d'action qu'une même dose de cette substance exerce chez différents sujets, l'action étant subordonnée au plus ou moins d'acidité des sucs gastriques avec lesquels elle se trouve en contact, et motive l'habitude où l'on est de faire prendre la dose purgative le soir, l'effet ne se manifestant guère que le lendemain matin. Cette dose, dans les cas les plus généraux, est de 8 grammes.

Le carbonate de magnésie possède les mêmes propriétés que la magnésie calcinée; son action cependant est encore plus lente, et comme il contient à peu près moitié de son poids d'eau et d'acide carbonique, il faut une dose double pour obtenir le même effet, ce qui est un inconvénient. On doit donc lui préférer la magnésie calcinée. Il est des cas cependant où l'on peut mettre à profit le dégagement de gaz carbonique qui s'opère, dans l'estomac, par suite de l'action de l'acide contenu dans cet organe sur le carbonate, c'est lorsqu'il s'agit de le stimuler ou de prévenir le vomissement.

La propriété absorbante de la magnésie est mise fréquemment à profit dans les empoisonnements par les acides concentrés; dans ces derniers temps, M. Bussy a démontré, par de nouvelles expériences, que cette substance faiblement calcinée était le meilleur contre-poison de l'arsenic, et qu'elle pouvait remplacer l'hydrate de peroxyde et le sulfure de fer avec d'autant plus d'avantage qu'elle se trouve constamment dans les pharmacies et toujours prête et en état d'être administrée.

Beaucoup de praticiens prescrivent la magnésie sous la dénomination de *magnésie anglaise*. Cette dénomination est fautive dans ce sens que la magnésie calcinée aussi bien que celle qui est carbonatée, peuvent être d'origine anglaise, et que si l'intention a été de prescrire de la magnésie calcinée, cette qualification, à la rigueur, devrait être appliquée au carbonate.

Le praticien, s'il tient à demander de la magnésie d'origine anglaise, devra donc spécifier s'il veut qu'elle soit calcinée ou carbonatée.

Lait de magnésie.

Dr MIALHE.

℞ Magnésie calcinée....... 100 gr.
Eau.................... 800
Eau de fleur d'oranger... 100

Broyez la magnésie avec l'eau.
Portez à l'ébullition en agitant sans cesse. Ajoutez l'eau aromatique après refroidissement.
Une cuillerée à café comme absorbant; trois à quatre cuillerées à bouche comme purgatif. Chaque cuillerée à bouche contient 2 grammes de magnésie.

Dr COTTEREAU.

℞ Magnésie calcinée....... 8 gr.
Bicarbonate de soude.... 1
Eau de menthe poivrée.. 125

Faites selon l'art une mixture dont moitié sera prise le soir en se couchant, et l'autre moitié le lendemain matin.

Lorsque l'on administre le lait de magnésie comme purgatif, l'auteur d'une des formules, M. le docteur Mialhe, recommande de faire boire, immédiatement après, un demi-verre d'eau sucrée, l'effet purgatif, d'après son observation, étant plus assuré et plus prompt. La nécessité de l'intervention du sucre, dans cette circonstance, s'explique naturellement. En effet la magnésie ne pouvant agir qu'autant qu'elle trouve dans l'estomac des acides en suffisante quantité pour s'y combiner, détermine en raison même de sa propriété absorbante, la transformation du sucre en acide lactique qu'elle sature au fur et à mesure de sa formation. Le sucre, dans cette circonstance, obvie donc au défaut d'acidité que peut présenter l'organisme de quelques-uns.

D'après ces considérations on devra donc administrer la magnésie sans sucre quand on voudra la faire agir comme absorbante.

Potions de magnésie.

Dr BAUDELOCQUE.

℞ Magnésie calcinée........ 3 gr.
Sirop simple............ 30
Eau de fleur d'oranger... 5
Eau..................... 10

Faites selon l'art une potion à prendre en deux fois à demi-heure d'intervalle.

Dr CAFFE.

℞ Magnésie décarbonatée... 8 gr.
Eau de fleur d'oranger... 16
Eau ordinaire.......... 120
Sucre................. 30

Faites selon l'art un lait magnésien purgatif.

Dr DELAMORLIÈRE.

℞ Magnésie pure........... 15 gr.
Eau de fleur d'oranger... 60
Sirop de sucre........... 90
Mêlez et triturez avec soin.
A prendre deux cuillerées tous les quarts d'heure.

Dr FIARD.

℞ Magnésie calcinée....... 12 gr.
Sirop de fleur d'oranger.. 45
Eau commune.......... 150
Faites selon l'art une potion purgative.

Dr GUILLEMOT.

℞ Magnésie calcinée........ 8 gr.
Eau distillée............ 40
Sirop d'oranger.......... 20
Mêlez et faites selon l'art.

Dr HELLER.

℞ Carbonate de magnésie.. 1 gr.
Sirop de Tolu.......... 30
Eau distillée de laitue... 15
Mêlez. Une cuillerée à soupe en se couchant.

Dr DE LENS.

℞ Magnésie calcinée........ 2 gr.
Sirop d'althéa........ } āā 25
Eau dist. de bourrache. }
Faites selon l'art une potion purgative.

Dr MIALHE.

℞ Magnésie décarbonatée hydratée................ 8 gr.
Sirop simple............. 80
Eau de fleur d'oranger.... 20

Dr LATOUR.

℞ Magnésie décarbonatée.. 8 gr.
Sirop de sucre........... 30
Eau dist. de fl. d'oranger. 4
Mêlez et faites selon l'art.

Dr PIORRY.

℞ Magnésie calcinée....... 10 gr.
Sirop de sucre.......... 70
Eau de fleur d'oranger... 20
Faites selon l'art.
A prendre en une seule fois.

Dr WAHU.

℞ Magnésie calcinée........ 8 gr.
Sirop de fleur d'oranger.. 30
Eau dist. de tilleul....... 70
Faites selon l'art une potion purgative. A prendre en deux fois à sept heures.

Dr TOURNIÉ.

℞ Magnésie calcinée....... 10 gr.
Sirop de fleur de pêcher.. 15
Eau de fleur d'oranger... 4
Eau distillée........... 60
Faites selon l'art une potion purgative. A prendre en une fois.

La propriété que possède la magnésie calcinée, à l'instar de la chaux vive, de solidifier trente pour cent d'eau, pour se transformer en hydrate, doit être prise en considération par les praticiens qui veulent administrer cette sorte de purgation.

D'après les expériences de M. Gobley, les potions de magnésie, faites avec la magnésie calcinée du Codex, pour être stables et ne pas se solidifier du jour au lendemain, doivent contenir, pour une partie de magnésie, au moins douze parties d'eau y compris le sirop prescrit qui représente un tiers de son poids de ce liquide.

Le sucre, comme nous l'avons dit plus haut, est indispensable pour assurer l'effet de la purgation; les malades ne devront aussi boire que très-peu de liquide, un demi-verre tout au plus; une trop grande quantité, en affaiblissant l'acide qui doit se produire, empêcherait la formation du sel magnésien.

Poudres de magnésie.

Dr FIARD.

℞ Magnésie................ 6 gr.
Sucre pulvérisé......... 12
Mêlez.
A délayer dans un demi-verre d'eau.

Dr MARJOLIN.

℞ Magnésie................ 4 gr.
Feuilles d'oranger pulv.. 1 20
Mêlez et divisez en douze doses.

Dr CAZENAVE.

℞ Magnésie décarbonatée.. 8 gr.
Gomme adragante pulv.. 16
Sucre pulvérisé.......... 16
Mêlez. Pour prendre tous les matins une cuillerée.

Dr DESPAULX.

℞ Magnésie................ 4 gr.
Corne de cerf calcinée.... 1
Mêlez.
Délayer dans un peu de tisane, une cuillerée à café de cette poudre.

Magnésie et bicarbonate de soude.

Dr BLACHE.

℞ Magnésie calcinée......... 9 gr.
Bicarbonate de soude..... 3
Mêlez et divisez en trois paquets.
Un paquet le matin à jeun dans un verre d'eau sucrée.

Dr TROUSSEAU.

℞ Bicarbonate de soude. } āā 4 gr.
Carbonate de magnésie }
Mêlez.
Pour quatre paquets.

—

Dr OLLIVIER D'ANGERS.

℞ Magnésie calcinée....... 60 gr.
Bicarbonate de soude.... 8
Sucre.................. 100
Huile essent. d'anis, gout.. ij
Faites un oléo-saccharum, en broyant le sucre avec l'huile essentielle.
Mêlez le tout ensemble et conservez dans un flacon.
A délayer une cuillerée à bouche dans un verre d'eau.

Dr HELLER.

℞ Carbonate de magnésie... 3 gr.
Bicarbonate de soude. } āā 1
Nitrate de potasse.... }
Mêlez et divisez en trois doses.

Magnésie et magister de bismuth.

Dr HÉRARD.

℞ Magnésie................ 5 gr.
Sous-nitrate de bismuth... 1
Sucre pulvérisé........... 2
Mêlez.
Pour faire dix paquets.

Dr ANDRAL.

℞ Magnésie calcinée....... 1 gr.20
Magister de bismuth.... 0 05
Pour une dose.
Quatre doses semblables.

—

Dr BARON.

℞ Sous-nitrate de bismuth. 2 gr.40
Magnésie décarbonatée. 6
Mêlez très-exactement et divisez en douze doses.

Dr VUITON.

℞ Sous-nitrate de bismuth. 0 gr.50
Magnésie décarbonatée.. 0 40
Mêlez. Pour un paquet
Faites douze paquets semblables.

—

Dr SALMADE.

℞ Magnésie carbonatée.... 4 gr.
Magister de bismuth.... 1 20
Mêlez et formez six paquets.

Dr GAUDET.

℞ Magnésie calcinée...... 1 gr.
Sous-nitrate de bismuth. 0 40
Mêlez pour une dose.
Faites six semblables.

—

Dr DELENS.

℞ Sous-nitrate de bismuth.. 10 gr.
Magnésie carbonatée.... 5
Mêlez. Pour vingt doses.
Deux paquets par jour, une demi-heure avant les repas, dans un peu d'eau sucrée.

Dr REGNAULD.

℞ Magnésie calcinée....... 20 gr.
Sucre pulvérisé.......... 20
Oxyde de bismuth....... 2
Mêlez.
De trois en trois heures, en prendre un gramme.

Dr MÉLIER.

℞ Magnésie calcinée...
S.-nit. de bismuth.. } ãã 0 gr. 30
Extr. sec de quinq...
Mêlez. Pour une dose.
Le pharmacien en préparera huit semblables à celle-ci. Mettre les paquets dans un flacon.

Dr DHÉRÉ.

℞ Magnésie décarbonatée... 3 gr.
Sucre en poudre........ 2
Sous-nitrate de bismuth... 2
Mêlez et divisez en dix doses.

Magnésie, magister de bismuth et narcotiques.

Dr LEBRETON.

℞ Magnésie calcinée...... 0 gr. 20
Sous-nitrate de bismuth. 0 05
Opium pulvérisé....... 0 01
Pour une prise.
En faire douze semblables.

Dr LAGROUX.

℞ Magnésie décarbonatée.. 4 gr.
Sous-nitrate de bismuth. 1
Opium................ 0 15
Mêlez et divisez en quinze paquets.

—

Dr RICQUE.

℞ Magnésie décarbon.. } ãã 2 gr.
Sous-nit. de bismuth.
Rhubarbe en poudre.... 1
Opium brut........... 0 10
Mêlez et divisez en douze prises.

Dr SESTIER.

℞ Sous-nitrate de bismuth. 0 gr. 20
Magnésie.............. 0 50
Extr. aqueux thébaïque.. 0 02
Pour un paquet.
En faire douze semblables.

—

Dr GOUPIL.

℞ Carbonate de magnésie.. 10 gr.
Sous-nitrate de bismuth. 2
Hydr. chlor. d'alcali thébaïque.............. 0 06
Mêlez et divisez en douze doses.

Dr BADAROUX.

℞ Sous-nit. de bismuth.... 1 gr.
Magnésie calcinée....... 0 50
Extrait de belladone.... 0 10
Mêlez et faites selon l'art dix-huit pilules égales.
Deux pilules le premier jour, trois le deuxième et les jours suivants.

Magnésie et crème de tartre.

Dr CRUVEILHIER.

℞ Magnésie calcinée.... } ãã 4 gr.
Crème de tartre......
Mêlez pour une prise.
Faire vingt prises semblables.

Dr DUVIVIER.

℞ Magnésie anglaise....... 15 gr.
Crème de tartre......... 8
Mêlez avec soin et divisez en six parties égales.

—

Dr SICHEL.

℞ Crème de tartre....... } ãã 10 gr.
Magnésie.............
Mêlez et divisez en dix paquets.
Chaque matin un paquet.

Dr DUVAL.

℞ Magnésie carbonatée..... 4 gr.
Crème de tartre.......... 2
Sucre blanc............. 3
Mêlez pour une poudre à délayer dans un verre d'eau tiède.

La magnésie, dans les quatre dernières prescriptions où elle est associée à la crème de tartre, ne devient pas purgative par le fait de l'absorption des acides de l'estomac comme dans les autres mélanges. Il se forme entre les deux produits, lorsque, surtout, la poudre est délayée dans l'eau, un sel double soluble (tartrate de potasse et de magnésie) que nous aurons occasion de décrire plus tard.

C'est à la propriété que possède la magnésie calcinée, de s'approprier et de solidifier une certaine quantité d'eau pour devenir hydrate, qu'il faut attribuer le sentiment de chaleur et d'épuisement que cette substance fait souvent éprouver à l'estomac des personnes qui en font usage en la prenant à sec dans du pain à chanter. On évitera cet inconvénient en buvant une petite quantité d'eau après l'ingestion de la poudre, ou en prescrivant, comme l'indique M. le docteur Mialhe, de la magnésie calcinée *hydratée*.

Citrate de magnésie.

Depuis le rapport fait en 1846, à l'Académie de médecine, par M. Soubeyran sur l'emploi, en thérapeutique, de la limonade au citrate de magnésie proposée par M. Rogé, l'expérience a confirmé les heureux résultats annoncés par le rapporteur, et le public a adopté cette préparation aussi agréable que certaine dans ses effets.

Le citrate de magnésie à l'état concret étant par lui-même à peu près insoluble, on exigeait, pour acquérir cette propriété, des manipulations compliquées, les pharmaciens ont dû rechercher un procédé prompt et économique qui permît de préparer extemporanément cette limonade, car la formule de préparation proposée par M. Rogé était peu usuelle, puisqu'elle nécessitait l'emploi d'un appareil à eau gazeuse.

Il convenait donc de simplifier la confection d'un médicament qui ne pouvant être préparé longtemps à l'avance en raison de sa facile altération, exige pour conserver sa saveur agréable et sa limpidité, d'être préparé pour ainsi dire au moment du besoin.

Les formules ci-après remplissent parfaitement ce but; elles permettent en outre aux médecins de prescrire eux-mêmes ces limonades à tous les degrés qu'ils jugeront convenables.

Limonade au citrate de magnésie.

LIMONADE A 30 GR. DE CITRATE.		LIMONADE A 40 GR. DE CITRATE.	
℞ Carbonate de magnésie.	11 gr.	℞ Carbonate de magnésie...	15 gr.
Acide citrique crist......	16 50	Acide citrique cristallisé.	22
Sirop aromatique.......	30	Sirop aromatique........	30
Eau 1/2 bout. angl. ou..	300	Eau 1/2 bout. angl. ou...	300

LIMONADE A 50 GR. DE CITRATE.		LIMONADE A 60 GR. DE CITRATE.	
℞ Carbonate de magnésie..	19 gr.	℞ Carbonate de magnésie...	22 gr.
Acide citrique cristallisé.	27	Acide citrique............	33
Sirop aromatique........	60	Sirop aromatique........	60
Eau une bout. ang. ou...	600	Eau une bout. ang. ou...	600

Si l'on voulait préparer dix bouteilles de limonade à la fois, il suffirait d'ajouter un zéro à chaque chiffre pour avoir les proportions voulues et l'on opérerait de la manière suivante :

On met le carbonate de magnésie ainsi que l'acide citrique dans une terrine soit vernissée, soit de grès, on verse dessus l'eau prescrite que l'on a préalablement fait tiédir pour accélérer la réaction. Lorsque l'effervescence est achevée et la dissolution de la magnésie effectuée, on filtre, et l'on met ensuite la dissolution dans les bouteilles dans lesquelles on a préalablement pesé ou mesuré le sirop aromatique. Pour aromatiser le sirop soit à l'orange soit au citron, il suffit de l'agiter avec quelques gouttes d'une teinture faite avec le zeste d'écorces *fraîches* de ces fruits. Un gramme de teinture par chaque trente gramme de sirop suffit. Il ne faut pas au reste que le sirop soit trop aromatisé, parce qu'alors la limonade procure des rapports qui fatiguent et dégoûtent le malade.

En opérant comme il vient d'être dit on obtient une limonade presque neutre et *non gazeuse*, parfaitement limpide et d'un goût agréable.

On pourrait augmenter la proportion d'acide citrique de un gramme par demi-bouteille et de deux grammes par bouteille, si on voulait la rendre plus acide.

Comme on pourrait aussi diminuer de beaucoup la quantité d'eau prescrite si la limonade devait être prise dans les vingt-quatre heures, autrement cette proportion est nécessaire pour sa conservation pendant au moins une quinzaine de jours.

La limonade au citrate de magnésie est plus fréquemment demandée *gazeuse* qu'autrement. Pour lui communiquer cette propriété il suffira d'ajouter, dans chaque bouteille :

Acide citrique et bicarbonate de soude, de chaque 2 grammes pour celles de 30 et 40 grammes de sel.

Acide citrique et bicarbonate de soude, de chaque 3 grammes pour celles de 50 et 60 grammes de sel.

Le sel et l'acide pourront être ajoutés ensemble dans la bouteille au moment d'y adapter le bouchon, ou en dissolvant l'excédant d'acide citrique avec les autres substances; on n'aurait plus alors qu'à ajouter le bicarbonate de soude au moment du bouchage.

Poudre purgative au citrate de magnésie.

La limonade au citrate de magnésie après quelques semaines de préparation devient, comme nous l'avons dit, visqueuse, ou laisse déposer une partie du sel à l'état insoluble de sous-sel, il s'ensuit qu'il y a impossibilité d'en faire une préparation officinale.

Pour obvier à cet inconvénient, surtout pour les personnes qui habitent la campagne et qui désireraient se munir, à l'avance et par précaution, de ce purgatif, on prépare une poudre qui délayée dans une certaine quantité d'eau produit, sur-le-champ, une limonade pareille à celle précédemment formulée.

La magnésie calcinée doit être préférée au carbonate pour la confection de ces sortes de poudres, en ce que d'abord, elle offre infiniment moins de volume et qu'ensuite elle ne fait pas effervescence, ce qui permet de faire fondre la poudre et de l'administrer au besoin, soit dans du bouillon d'herbes soit dans une infusion quelconque.

POUDRE REPRÉSENTANT 30 GR. DE CITRATE.

℞ Magnésie calcinée	6 gr.
Acide citrique	17
Sucre aromatisé au citron	50

POUDRE REPRÉSENTANT 40 GR. DE CITRATE.

℞ Magnésie calcinée	8 gr.
Acide citrique	23
Sucre aromatisé au citron	50

Ces deux doses devront être délayées dans environ un verre à un verre et demi d'eau chaude, et attendre pour boire que la dissolution soit complète.

POUDRE REPRÉSENTANT 50 GR. DE CITRATE.		**POUDRE REPRÉSENTANT 60 GR. DE CITRATE.**	
℞ Magnésie calcinée.......	10 gr.	℞ Magnésie calcinée........	12 gr.
Acide citrique..........	28	Acide citrique...........	34
Sucre aromatisé au citron.	60	Sucre aromatisé au citron.	60

Ces deux doses devront être délayées dans au moins deux verres et demi à trois verres d'eau chaude, et attendre pour boire que la dissolution soit complète.

On réduira d'abord l'acide citrique en poudre en le broyant avec la magnésie ; l'on ajoutera ensuite le sucre en poudre grossière et que l'on aura préalablement aromatisé, en versant à la surface quelques gouttes de teinture de zestes d'écorces *fraîches* de citrons ou d'oranges.

Le mélange sera conservé dans des flacons.

Si l'on voulait préparer dix doses de poudre à la fois, il suffirait d'ajouter un zéro à chaque chiffre pour avoir les proportions de dix flacons.

Cette poudre peut se conserver longtemps; cependant comme l'essence dont est imprégné le sucre, est susceptible de s'altérer et de communiquer un goût désagréable à la limonade, il serait à propos de n'employer que du sucre seulement. On aromatiserait alors au moyen du zeste d'un demi-citron que l'on mettrait avec la poudre dans le vase où l'on verserait l'eau chaude.

Dans le cas où l'on désirerait obtenir une poudre qui formât une limonade *gazeuse*, il faudrait alors ajouter en plus par chaque flacon :

Acide citrique et bicarbonate de soude, de chaque 3 grammes.

On devra alors, pour faire la limonade, mettre la poudre dans une bouteille de capacité moyenne que l'on remplira ensuite d'eau *froide*. On bouchera vivement et l'on ficelera le bouchon. La dissolution sera complète au bout d'une demi-heure environ, si l'on a eu soin d'agiter de temps en temps.

Borotartrate de potasse et de magnésie.

Au mois d'avril 1848, conjointement avec M. le docteur Guérard, je fus nommé rapporteur, à la Société de pharmacie, pour examiner sous le double point de vue thérapeutique et pharmaceutique une nouvelle limonade purgative proposée par M. Maillier, pharmacien à Septeuil. Cette limonade devant, selon l'auteur, remplacer celle au citrate de magnésie avec d'autant plus d'avantage qu'avec une saveur presque aussi agréable, on pouvait l'établir à un bien meilleur marché. Voici la formule proposée :

Pr. Crème de tartre soluble (borotartrate de potasse)...	30 gr.
Carbonate de magnésie; quantité suffisante pour la saturation..................................	8 50
Sirop de limons..................................	50
Eau..	500

On met la crème de tartre et la magnésie dans un vase en grès ou en terre vernissée. On y verse ensuite l'eau que l'on a préalablement fait chauffer; il se développe une vive effervescence, et la solution des deux sels ne tarde pas à s'effectuer. On filtre ensuite dans la bouteille où l'on a auparavant pesé le sirop.

On obtient ainsi une limonade qui, sans être aussi agréable que celle au citrate, n'en est pas moins susceptible d'heureuses applications.

En poursuivant le cours de notre travail nous cherchâmes à obtenir le borotartrate de magnésie à l'état solide, et nous y parvînmes par une évaporation ménagée[1]. Ce sel incristallisable est soluble dans dix parties d'eau chaude, surtout lorsqu'elle est légèrement acidulée, sa saveur est presque nulle. Expérimenté, tant en ville qu'à l'Hôtel-Dieu, il donne les mêmes résultats que le citrate.

Voici l'une des formules adoptées par M. le docteur Guérard.

Pr.	Borotartrate de potasse et de magnésie...........	30 gr.
	Acide tartrique..................................	2
	Sirop aromatisé au citron........................	50
	Eau chaude.......................................	300

On verse l'eau chaude sur le sel et l'acide; on ajoute ensuite le sirop. On obtient ainsi une limonade presque aussi agréable que celle au citrate, avec l'avantage du meilleur marché et d'avoir un sel solide que l'on peut doser à volonté.

On pourrait mettre moins d'eau, la solution n'en serait pas moins complète.

Sulfate de magnésie, sel d'Epsom, sel de Sedlitz.

Sans nous arrêter aux propriétés du sulfate de magnésie et à la préférence qui doit lui être donnée sur les autres purgatifs salins de magnésie dans les différents cas pathologiques, nous donnerons d'abord les formules pour préparer extemporanément l'eau de Sedlitz artificielle gazeuse.

EAU DE SEDLITZ A 30 GR.		EAU DE SEDLITZ A 45 GR.	
℞ Sulfate de magnésie......	28 gr.	℞ Sulfate de magnésie......	42 gr.
Bicarbonate de soude....	4	Bicarbonate de soude.....	4
Eau acidulée s. q. pour saturer le bicarbonate..	12	Eau acidulée s. q. pour saturer le bicarbonate..	12
Eau une bout. ang. environ	700	Eau une bout. ang. environ	700

Si l'on voulait préparer dix bouteilles à la fois, il suffirait d'ajouter un zéro aux chiffres, pour avoir les quantités voulues, et l'on procéderait de la manière suivante.

On met dans une terrine le sulfate de magnésie et le bicarbonate de soude et l'on verse dessus l'eau des bouteilles que l'on a eu soin de n'emplir que jusqu'à la naissance du goulot. Lorsque la dissolution est opérée, on filtre dans les bouteilles. Et quand la liqueur est parvenue à la naissance du col, on ajoute, dans chacune d'elles, l'eau acidulée dont on a pesé douze grammes, dans un petit flacon à large ouverture qui, au moyen d'une marque placée au niveau du liquide, sert de mesure pour les doses ultérieures. On bouche vivement sitôt l'addition de l'eau acidulée et l'on ficèle les bouchons.

---

(1) Voir le *Journal de Pharmacie et de Chimie*, année 1848.

Quelques formulaires indiquent, pour dégager l'acide carbonique et rendre gazeuse l'eau de Sedlitz, l'acide tartrique. Cet acide présente l'inconvénient de former un tartrate qui, comme tous les sels à acides végétaux, ne tarde pas à s'altérer et à produire des flocons qui nagent dans le liquide. L'eau cesse alors d'être gazeuse. Elle se conserve au contraire indéfiniment, lorsque l'on a employé l'acide sulfurique qui forme un sulfate inaltérable.

Eau acidulée pour préparer l'eau de sedlitz gazeuse.

Pr. Acide sulfurique du commerce.................... 64 gr.
Eau.. 230

On pèse l'eau d'abord dans un flacon, on y ajoute ensuite et par très-petites quantités l'acide sulfurique en agitant chaque fois de manière à ménager la vive chaleur qui se produit au contact des deux liquides. Sans cette précaution on risquerait de briser le vase.

Douze grammes de cette eau suffisent pour saturer quatre grammes de bicarbonate de soude.

Dr DAUBIAN.

℞ Sulfate de magnésie..... 50 gr.
Bicarbonate de soude... 2
Faites dissoudre dans :
Eau.......... 4 verres
Ajoutez :
Acide sulfurique........ 0 50

Dr CHÉREAU.

℞ Sulfate de magnésie....... 30 gr.
Acide tartrique........... 2
Mêlez. Pour un paquet.
℞ Bicarbonate de soude..... 2
Pour un autre.
Pour se purger selon la prescription.

Sulfate de magnésie et café.

Depuis la découverte de la propriété de l'infusion de café pour masquer l'amertume du sulfate de quinine, des essais ont été tentés sur le sulfate de magnésie et ils ont complétement réussi.

C'est au tannin contenu dans le café qu'est due cette propriété; aussi une faible proportion de tannin pur suffit-elle pour neutraliser cette amertume. Mais comme le tannin communique à la solution une saveur fort désagréable, on a dû l'abandonner et adopter la formule suivante :

Pr. Sulfate de magnésie.......................... 30 gr.
Poudre de café torréfié........................ 10
Eau, environ.................................. 500

On fait bouillir fortement pendant deux minutes dans un vase non étamé ; on retire du feu et on laisse infuser pendant quelques instants, puis on passe à travers une étamine et on filtre au besoin. On sucre ensuite à volonté comme on le ferait pour du café léger.

Cette formule, proposée par M. Combes, a été expérimentée plusieurs fois par nous-même et avec un plein succès.

5° *Sulfate de soude et de potasse, phosphate de soude.*

Dr BARON.

℞ Sulfate de soude......... 30 gr.
Eau.................... 300
Pour une solution purgative à prendre en deux fois.

Dr DUVAL.

℞ Infusion de 4 feuilles de chicorée.............. 1000 gr.
Sel de glaubert........ 32
Faites dissoudre.
A prendre par verres de quart en quart d'heure.

Dr FIÉVÉE.

℞ Sulfate de soude......... 70 gr.
Eau........................ 600
Faites dissoudre.
A prendre par verres.

Dr WOLOWSKY.

℞ Sulfate de soude......... 30 gr.
Eau distillée............ 250
Sirop diacode.......... } 30
Ou, selon les cas :
Sirop de framboise.....

Dr CAFFE.

℞ Sulfate de soude...... } ãã 10 gr.
— de magnésie...
Crème de tartre........... 1
Pour un paquet.
En faire dix semblables.
Tous les deux jours faire dissoudre un paquet dans une tasse de bouillon d'herbes.

Dr BRASSEUR.

℞ Sulfate de soude...... } ãã 15 gr.
— de magnésie...
Mêlez.
A dissoudre dans deux verres de bouillon aux herbes.

Dr DÉSIR.

℞ Sulfate de potasse....... 60 gr.
Nitrate de potasse....... 2
Mêlez et divisez en quatre paquets.
Un paquet le matin à jeun dans une tasse de bouillon aux herbes.

Dr JOSAT.

℞ Hipo-phosphate de soude. 64 gr.
Limonade citrique. 1 litre.
Eau de fleur d'oranger.... 32
Mêlez pour une limonade purgative.

Des drastiques.

1° *Du jalap.* Le jalap est la racine d'une espèce de liseron qui croît au Mexique. En raison de son peu de saveur et de la faible dose à laquelle on peut l'administrer pour obtenir un effet purgatif, cette racine est employée avec succès dans la médecine des enfants, de même aussi son prix modéré la constitue le purgatif populaire des classes pauvres.

Malheureusement ses effets sont inconstants, la résine à laquelle est due la propriété purgative ne se trouvant pas toujours dans les mêmes proportions qui peuvent varier entre six à treize pour cent.

Cette propriété purgative étant due à la *résine*, il s'ensuit que la décoction ou l'infusion dans l'eau de cette racine est pour ainsi dire sans nulle action. Aussi le jalap est-il le plus souvent administré soit en poudre, en pilules ou en opiat à la dose de 1 gramme à 1 gramme et 1/2, soit en teinture alcoolique à celle de 5 ou 10 grammes.

La résine obtenue par l'évaporation de l'alcool de la teinture est bien plus fréquemment employée; on l'administre à la dose de 0,10 à 0,50 centigrammes, soit en poudre en association avec le sucre, soit en pilules, soit en émulsion.

Potions purgatives avec le jalap.

Dr BONAMY.

℞ Décoction de chicorée.. 125 gr.
Sirop de roses pâles..... 60
— de fleur de pêcher. 30
Eau de fleur d'oranger... 15
Jalap en poudre........ 1
Mêlez pour une médecine.

Dr CHÉREAU.

℞ Jalap en poudre........ 3 gr.
Eau distillée............ 100
Sirop de nerprun....... 45
Eau de fleur d'oranger.. 15
Faites selon l'art. A prendre en une seule fois.

Dr CHARRUAU.

℞ Jalap en poudre........ 2 gr.
Sirop de violettes....... 16
Mêlez pour une purgation.

Dr SEGUIN.

℞ Sirop de nerprun....... 30 gr.
Poudre de jalap......... 4
Mêlez pour une médecine.

Dr MAGNE.

℞ Jalap en poudre fine.... 2 gr.
Extrait d'aloès......... 0 10
Cristaux de soude....... 0 60
Triturez ensemble et ajoutez :
Sirop de limons......... 30
Eau distillée........... 60
Pour un purgatif.

Dr FAUCONNEAU-DUFRESNE.

Sirop antibilieux.

℞ Jalap concassé....... } ãã 30 gr.
Rhubarbe id.......... }
Carbonate de soude... }
Faites infuser quatre heures dans eau tiède.................. 360
Pistez ensuite dans un mortier et filtrez à travers un peu de coton placé dans la douille d'un entonnoir.
A la colature pesant.... 360
Ajoutez :
Sucre.................. 720
Teint. d'écorce d'orange. 120
Pour former un sirop qu'on administrera par cuillerées à bouche.

Electuaires, pilules et poudres de jalap.

Dr GUERSANT.

℞ Jalap en poudre........ 2 gr.
Tartrate de potasse sol.. 2
Triturez exactement pour réduire en poudre fine.

Dr CRUVEILHIER.

℞ Racine de jalap pulvér. } ãã 4 gr.
Crême de tartre sol... }
Mêlez et divisez en 12 paquets ; une prise toutes les six heures.

Dr REIS.

℞ Jalap en poudre....... 8
Poudre de scille.... } ãã 4 gr.
Carbon. de potasse.. }
Sirop des cinq racines, q s.
Pour soixante-douze pilules recouvertes de gélatine.

Dr CRUVEILHIER.

℞ Prenez miel blanc...... 30 gr.
Sirop de nerprun...... 50
Jalap en poudre........ 4
Séné en poudre......... 4
Scille................. 0 60
Faites selon l'art un électuaire à administrer par cuillerées matin et soir.

Jalap et savon.

Dr ANDRAL ET GASC.

℞ Extrait de taraxacum... 2 gr.
Poudre de jalap........ 1 20
Savon medicinal........ 1 20
Mêlez et divisez en vingt-quatre pilules.

Dr DE LARROQUE.

℞ Racine de jalap....... } ãã 2 gr.
— de rhubarbe... }
Savon médicinal...... }
Fiel de bœuf......... }
M. S. A. Pour des pilules de 0,20 centigrammes.
(Masse 11 grammes, pilules n° 45.)

Résine de jalap.

(Potions purgatives avec la teinture.)

Dr COTTEREAU.

℞ Sulfate de soude........ 25 gr
Sirop de nerprun....... 10
Alcoolé de jalap composé 10
Eau commune.......... 60
Hydrolat de rose........ 10
Mêlez pour une potion purgative.

Dr BERGONIER.

℞ Teinture de jalap..... } ãã 8 gr.
— de séné..... }
Sirop simple............. 45
Mêlez pour une potion purgative à prendre en une fois.

Dr CHARRUAU.

℞ Teinture de jalap......... 2 gr.
Sirop de rhubarbe comp. } āā 64
— de violettes....... }
Mêlez.

Dr LEBRETON.

℞ Eau-de-vie allemande. }
Sirop de nerprun ..... } āā 40 gr.
— d'althéa......... }
Mêlez.

On mélange d'abord les teintures alcooliques avec les sirops, en agitant vivement de manière à former une espèce de combinaison entre la résine que contient la teinture et le sucre du sirop. On ajoute ensuite les eaux distillées ou les infusions prescrites.

Malgré toutes ces précautions si la potion ne doit pas être prise sur-le-champ, la résine ne tarde pas à se séparer et à venir former des flocons à la surface du liquide.

Potions avec la résine pure.

Dr ROBERT.

℞ Résine de jalap........ 0 gr.60
Sucre.................. 8
Triturez dans un mortier avec jaune d'œuf nº j.
Ajoutez :
Emulsion............. 150
Eau de fleur d'oranger. 8
A prendre par cuillerées.

Dr BODSON.

℞ Résine de jalap........ 0 gr.50
Jaune d'œuf 1/2.
Emulsion d'amandes... 125
Sirop de roses résolutiv. 32
Mêlez et faites selon l'art une potion purgative.

Dr DELABERGE.

℞ Résine de jalap....... 0 gr.60
Sucre en poudre....... 8
Lait d'amandes........ 150
Eau de fleur d'oranger. 8
Faites selon l'art.

Dr LABORIE.

℞ Sirop de rhubarbe...... 48 gr.
Résine de jalap........ 1
Eau de fleur d'oranger. 2
Mêlez pour une potion purgative à prendre moitié de suite et demain l'autre moitié.

Dr MARTINET.

℞ Emulsion............. 100 gr.
Résine de jalap........ 1
Sirop d'althéa......... 10
Faites selon l'art une potion purgative.

Dr MEURDEFROY.

℞ Emulsion............. 125 gr.
Résine de jalap........ 0 60
Scammonée d'Alep.... 0 20
Faites selon l'art. Pour prendre en une fois.

Les potions, préparées avec la résine de jalap, présentent une difficulté dans leur préparation qui n'est signalée dans aucun formulaire, si ce n'est dans la *Pharmacopée raisonnée* de MM. Henry et Guibourt, à savoir que cette résine, lorsqu'elle est pure, quel que soit son état de siccité, et quel que soit aussi son état de division au moyen du sucre, possède la propriété de se ramollir au contact du liquide auquel on veut l'associer, soit sirop, émulsion, jaune d'œuf, etc. en formant alors une masse poisseuse qui adhère au pilon ou au mortier, de sorte qu'il ne reste plus rien en suspension dans le liquide de la potion; si par une manipulation habile on est parvenu à obtenir une division convenable de cette résine, elle ne tarde pas, néanmoins, par un repos de quelques minutes, à se réunir en flocons qui finissent par s'agglutiner et adhérer aux parois de la bouteille.

On peut parer à cet inconvénient en broyant la résine avec un peu d'huile d'amandes douces et en opérant de la manière suivante :

℞ Emulsion sucrée...... 100 gr.
Résine de jalap....... 0 60

Huile d'amandes douces. . 2
Gomme adraganthe 0 50

Triturez dans un mortier la résine de jalap et l'huile, ajoutez ensuite la gomme et une ou deux cuillerées de l'émulsion pour former un mucilage, mélangez exactement le tout et ajoutez petit à petit le restant de l'émulsion.

La gomme peut être remplacée par le jaune d'œuf. Cette manipulation réussit assez bien, mais encore faut-il ne pas triturer trop longtemps, autrement la résine, qui s'est d'abord divisée, se réunirait de nouveau et viendrait s'attacher au pilon.

D'après ce qui précède, on devra préférer, pour la confection de semblables potions, la *résine de scammonée*, qui, sous ce rapport, comme nous le verrons plus loin, réussit parfaitement bien, et n'employer la résine de jalap que dans la confection des pilules.

Pilules de résine de jalap.

Dr LERMINIER.

♃ Pilules merc. de Béloste. 0 gr.15
Résine de jalap......... 0 05
Mêlez pour une pilule; en faire vingt-quatre semblables.

Dr HELLER.

♃ Extr. gomm. d'opium ... 0 gr.25
— de laitue.......... 1
— de jalap.......... 1
Mêlez et divisez en huit pilules égales. Pour prendre une pilule en se couchant.

Pilules de résine de jalap et savon.

Dr ROTH.

♃ Résine de jalap..... } āā 12 gr.
Savon médicinal.... }
Mêlez et faites des pilules de 0,15 centigrammes.
Cent quarante-quatre pilules.
En prendre trois par jour.

Dr LUGOL.

♃ Savon médicinal.... }
Résine de jalap..... } āā 0 gr. 40
— de gaïac..... }
Extrait de chicorée, q. s.
Pour huit pilules.

Cette propriété, que possède la résine de jalap de se ramollir au contact des liquides et de former alors une masse poisseuse, au lieu de se délayer comme les autres résines, doit être prise en considération dans la confection des pilules dans lesquelles on la fait entrer. En effet, si cette résine n'est pas suffisamment divisée soit par des poudres végétales, soit par des extraits, soit par du savon, elle peut déterminer de vives coliques, en raison de l'adhérence qu'elle pourrait contracter à la surface de la membrane gastro-intestinale.

2° *De l'aloès.* — L'aloès est le résultat de l'évaporation du suc des feuilles de plusieurs espèces de plantes du genre *aloe*. Parmi les diverses variétés d'aloès connues dans le commerce, c'est celui dit *succotrin*, qui est employé en médecine.

Ce suc, épaissi quand il est pur, doit se dissoudre entièrement dans l'alcool et dans l'eau bouillante qui, par le refroidissement, en laisse déposer une partie. Quelques chimistes considèrent comme une résine cette matière précipitée, tandis que d'autres, et notamment Berzélius, pensent qu'elle est le résultat d'une altération qu'aurait subie, au contact de l'air, l'aloès qui, primitivement, a dû être soluble dans l'eau froide.

Beaucoup de praticiens, dans l'intention d'administrer un produit plus pur, plus soluble et par conséquent plus actif, prescrivent souvent l'extrait d'aloès. Il est bon d'observer que l'aloès est déjà lui-même un extrait et qu'il devient inutile lorsque surtout on emploie l'aloès succotrin de bonne qualité, de lui faire subir une nouvelle opération, qui est plutôt nuisible que favorable à l'efficacité du produit. Effectivement, l'extrait que l'on obtient est infiniment moins soluble que l'aloès qui a servi à sa préparation.

L'aloès est très-friable et se réduit très-facilement, par la trituration, en une poudre d'un beau jaune doré, aussi peut-on se dispenser de l'avoir préalablement pulvérisé ; la poudre ayant l'inconvénient, surtout en été, de s'agglomérer en masses assez consistantes.

Selon les doses employées, l'aloès est purgatif ou seulement tonique.

On a remarqué que quelques substances amères, que le sulfate de quinine et le sulfate de fer jouissaient de la propriété d'accroître la force purgative de l'aloès, à tel point qu'à la faveur de cette association, 5 centigrammes d'aloès purgeaient autant que 15 à 20 centigrammes administrés seuls, en même temps que la tendance à irriter le rectum était diminuée.

Aloès et excipient simple.

Dr CHOMEL.

♃ Pilules d'aloès, n° 25.
Contenant chacune .... 0 gr. 05
de cette substance.

Dr LOUIS.

♃ Aloès succotrin........ 1 gr.
Extrait de saponaire, q. s.
F. S. A. vingt pilules.

Dr BLANDIN.

♃ Aloès succotrin........ 2 gr.
Extrait de ményanthe.. 3
Sirop de nerprun, q. s.
Mêlez et divisez en vingt pilules.

Dr BARBIER D'AMIENS.

♃ Extrait de ményanthe.... 4 gr.
Poudre d'aloès succot. } ãã 2
— de rhubarbe... }
Mêlez exactement et divisez en vingt-quatre pilules.
Deux le matin, à midi et le soir.

Dr TESSIER.

♃ Aloès................. 2 gr.
Conserve de roses..... 2
Mêlez selon l'art et divisez en dix pilules.
Une pilule chaque jour.

Dr REQUIN.

♃ Aloès succotrin........ 1 gr.
Poudre de réglisse..... 1
Miel, q. s.
Mêlez et faites selon l'art vingt pilules, de cinq à dix le soir avant le coucher.

Dr BIETT.

♃ Extrait d'aloès......... 0 gr. 50
— de taraxacum.. 0 50
Mêlez et faites selon l'art douze pilules qu'on aura le soin d'argenter.

Dr VALLET.

♃ Extrait de gentiane.. } ãã 1 gr. 80
Aloès succotrin .... }
Mêlez et faites selon l'art trente-six pilules.
En prendre trois chaque jour, une avant chaque repas.

Dr MARJOLIN.

♃ Aloès purifié........... 1 gr. 20
Extrait de valériane.... 2
Mêlez pour vingt-quatre pilules argentées.

Dr GASC.

♃ Aloès succotrin.......... 8 gr.
Roses rouges........ } ãã 2
Mastic .... }
Sirop d'absinthe, q. s.
Pour faire selon l'art des pilules de 0,20 centigrammes.

Aloès et jalap.

Dr LACLEF.

℞ Résine de jalap..... } ãã 0 gr. 30
Aloès............. }
Mêlez et divisez en quatre pilules argentées.

Dr ÉMERY.

℞ Aloès succotrin........ 1 gr.
Extrait de jalap .... } ãã 0 50
— de bourrache }
Faites selon l'art quinze pilules.

Dr WEYLAND.

℞ Extrait d'aloès purifié par l'acide sulfurique. 4 gr.
Poudre de jalap........ 0 80
Mêlez et faites selon l'art des pilules du poids de 10 centig. roulées dans le lycopode (quarante-quatre pilules).

Dr FOISSAC.

℞ Aloès.................. 2 gr.
Soufre sublimé 2
Résine de jalap 1
Extrait de trèfle d'eau.. 2
Mêlez selon l'art et faites quarante pilules.

Aloès et sels en fer.

Dr KAPELER.

℞ Sulfate de fer...... } ãã 6 gr.
Aloès succotrin .... }
Mêlez et faites selon l'art une masse à diviser en quatre-vingts pilules égales, à rouler dans la poudre de cannelle.

Dr DURINGE.

℞ Sulfate de fer........... 0 gr. 75
Extrait d'aloès.......... 0 50
Poudre de rhubarbe..... 4
— de calamus arom. 2
Mêlez exactement et faites vingt-quatre pilules, à rouler dans la poudre de menthe.

Dr BRAILLY.

℞ Extrait d'aloès......... 1 gr.
Sulfate de fer....... .. 1
Extrait de taraxacum, q s.
Mêlez et faites selon l'art vingt-cinq pilules.

Dr LECLAIRE.

℞ Lactate de fer...... } ãã 4 gr.
Aloès en poudre.... }
Mucilage de gomme, q. s.
Mêlez et divisez en cent pilules.

Dr AUVITY.

℞ Extrait d'aloès......... 0 gr. 10
Sous-carbonate de fer.. 0 05
Savon médicinal 0 05
Mêlez et faites selon l'art vingt pilules semblables.

Dr BOUILLET.

℞ Aloès.................... 4 gr.
Sous-carbonate de fer.... 4
Extrait de rhubarbe... } ãã 2
— de gentiane.... }
Mêlez et faites selon l'art des pilules de 15 centigrammes. (Masse quatorze grammes, pilules n° 90.)

Dr DESIR.

℞ Aloès............... } ãã 2 gr.
Myrrhe .... }
Sous-carbonate de fer 1
Extrait amer............. 2
Mêlez et divisez en quarante pilules, trois par jour pendant les cinq premiers jours, six pendant les cinq jours suivants, neuf cinq jours après.

Dr SICHEL.

℞ Sous-carbonate de fer. } ãã 5 gr.
Gomme ammoniaque. }
Aloès succotrin.......... 1
Faites selon l'art cinquante pilules, de deux à six par jour en deux ou trois fois.

Aloès et tartre stibié.

Dr SESTIER.

℞ Aloès succotrin........ 1 gr. 20
Tartre stibié.......... 0 15
Extrait de gentiane..... 2
Mêlez et divisez en vingt pilules, une ou deux le soir.

Dr REGNAULD.

℞ Aloès succotrin........ 1 gr. 50
Tartre stibié........... 0 15
Extrait de gentiane 2
Mêlez et faites selon l'art vingt pilules.

Aloès et savon.

Dr DELENS.

℞ Savon médicinal.... } ãã 2 gr.
Extr. de saponaire.. }
Aloès succotrin 0 50
Pour quarante pilules argentées, six par jour, deux à deux, boire par-dessus chaque dose une tasse de décoction de chicorée.

Dr TESSIER.

℞ Savon médicinal.... } ãã 0 gr. 50
Résine d'aloès...... }
Mêlez et faites selon l'art quatre pilules à prendre demain matin à jeun.

Dr JUGE.

℞ Savon médicinal....... 4 gr.
Aloès 1 20
Mêlez et faites selon l'art vingt-quatre pilules.

Dr GOUPIL.

℞ Savon médicinal........ 2 gr.
Aloès succotrin........ 2 50
Mêlez et divisez en seize pilules

Dr CASENAVE.

℞ Savon médicinal.... } ãã 1 gr.
Aloès succotrin..... }
Mêlez et divisez en vingt pilules argentées.

Dr MÉLIER.

℞ Savon médicinal....... 4 gr.
Aloès................. 2
Mêlez et faites selon l'art vingt pilules.

Dr LEFEBVRE.

℞ Aloès .... 2 gr.
Savon médicinal....... 3
Huile d'anis 0 50
Sirop de nerprun, q. s.
Faites des pilules de 30 centigr.

Dr SOYER.

℞ Aloès pulvérisé......... 2 gr.
Savon amygdalin........ 6
Essence de menthe, gouttes ij.
Mêlez et divisez en vingt pilules.

Dr COTTEREAU.

℞ Aloès succotrin........ 2 gr.
Savon amygdalin 2
Mêlez et faites selon l'art une masse bien homogène qu'on divisera en dix-huit pilules argentées.

Dr COLON.

℞ Aloès succotrin ...... }
Extr. de fiel de bœuf.. } ãã 2 gr.
Savon médicinal...... }
Mêlez selon l'art et divisez en trente-six pilules.

Aloès, savon et jalap.

Dr ANDRAL.

℞ Extrait d'aloès......... 6 gr.
Résine de jalap........ 8
Savon médicinal....... 4
Mêlez et faites selon l'art soixante-douze pilules, dont on prendra deux le matin et deux le soir.

Dr LAROCHE.

℞ Aloès succotrin....... }
Racine de jalap ...... } ãã 2 gr.
Savon médicinal...... }
Mêlez et faites selon l'art des pilules de 20 centigrammes.

Dr MÉLIER.

℞ Savon médicinal...... }
Aloès................ } ãã 1 gr.
Résine de jalap....... }
Mêlez et faites selon l'art vingt pilules.

Dr SOINS.

℞ Aloès .... } ãã 1 gr.
Jalap................ }
Savon médicinal........ 2
Mêlez et faites selon l'art dix pilules.

Dr HENRY.

℞ Savon médicinal...... }
Poudre de rhubarbe... }
— d'aloès succot. } ãã 2 gr.
— de jalap....... }
Mêlez et faites trente-six pilules argentées.

Dr TESSIER.

℞ Savon médicinal .... 2 gr.
Assa-fœtida............ 2
Résine de jalap........ 1
— d'aloès.......... 1
Mêlez et faites selon l'art vingt pilules.

A la page 25, nous avons décrit la manipulation à suivre pour la confection des pilules contenant simultanément du savon et des résines ou gommes-résines. Les propriétés irritantes de ces purgatifs sont d'autant plus modifiées ou adoucies que la combinaison, ou au moins le mélange, entre ces deux corps, a été plus intime. On mettra donc, à cet effet, dans un mortier, soit de fer ou de porcelaine, l'aloès préalablement pulvérisé et le savon que l'on aura soin de ramollir avec un peu de sirop s'il était trop sec, et on les pilera ensemble, pendant un certain temps, jusqu'à ce que la masse soit devenue parfaitement homogène : on y ajoutera ensuite les extraits, les poudres ou les sirops prescrits.

Aloès et narcotiques.

Dr BIETT.

℞ Extr. aqueux d'aloès.... 2 gr.
— thébaïque........ 0 60
Mêlez et divisez en vingt-quatre pilules.

Dr GASC.

℞ Aloès succotrin........ 1 gr.
Extrait d'opium........ 0 15
Gomme .... } q. s
Sirop .... }
Pour faire six pilules le plus petites possible.

Dr FOISSAC.

℞ Aloès................ }
Lactucarum.......... } ãã 1 gr.
Poudre de ciguë...... }
Mêlez selon l'art et faites vingt pilules.

Dr SANDRAS.

℞ Aloès................. 5 gr.
Thridace.............. 2
Poudre de gomme, q. s.
F. S. A. cinquante pilules à prendre depuis une jusqu'à trois matin et soir.

Dr RAYER.

℞ Extrait thébaïque....... 0 gr. 2
Aloès 0 10
Castoreum 0 5
M. S. A. On préparera huit pilules semblables; en prendre une le soir en se couchant.

Dr BARTHEZ.

℞ Savon médicinal.......... 4 gr.
Aloès succotrin.......... 1
Extrait de ciguë.......... 1
Mêlez pour faire des pilules de 20 centigr., à prendre une matin et soir. (Masse huit grammes, pilules n° 40.)

Lavements et suppositoires d'aloès.

Dr BIETT.

℞ Extrait d'aloès........ 0 gr. 20
Faites dissoudre dans jaune d'œuf.............. j
Et délayez dans infusion d'armoise.... 250
Pour un lavement.

Dr SIBILLE.

℞ Emulsion d'amidon.... 150 gr.
Dans laquelle on mettra en suspension à l'aide d'un jaune d'œuf.
Aloès 0 50
Pour un lavement.

Dr DUCROS DE MARSEILLE.

℞ Mucilage gommeux... 1000 gr.
Aloès 3
Faites dissoudre et mêlez ensemble pour plusieurs lavements.

Dr HERVEZ DE CHÉGOIN.

℞ Suif de mouton, q. s.... 20 gr.
Aloès succotrin........ 0 60
Mêlez et faites selon l'art quatre suppositoires.

Dr POUGET.

℞ Teinture d'aloès......... 5 gr.
Infusion d'armoise....... 125
Faites selon l'art un quart de lavement.

Dr LEBRETON.

℞ Beurre de cacao......... 10 gr.
Aloès pulvérisé......... 2
Mêlez et faites selon l'art deux suppositoires.

3° *De la scammonée.* — De même que l'aloès, la scammonée est le produit de l'évaporation spontanée du suc d'une plante. C'est une espèce de *liseron* appartenant, comme le *jalap*, à la famille des *convolvulacées.*

Les propriétés purgatives de cette gomme résine sont analogues à celles de l'aloès et de la résine de jalap. Cependant, comme elle contient à peu près un tiers de matière inerte, elle a moins d'activité que ces deux résines.

On l'administre ordinairement à la dose de 0,50 centigrammes à 1 gramme.

La scammonée n'ayant pas l'âcreté de la résine de jalap ni l'amertume de l'aloès, peut être prise en poudre sans faire éprouver la moindre répugnance aux malades. Sa saveur est à peu près nulle.

Traitée par l'alcool bouillant, on obtient, par l'évaporation du véhicule, une résine parfaitement blanche, surtout si la liqueur a été primitivement décolorée par le charbon. 100 grammes de scammonée fournissent 60 grammes de cette résine pure.

Cette dernière doit être employée de préférence dans la confection des potions purgatives avec le lait, ou l'émulsion d'amandes; elle s'y délaye et s'y dissout même avec la plus grande facilité; mais comme elle est plus active que la scammonée du commerce, le praticien devra indiquer dans la formule s'il veut que l'on emploie de la *scammonée du commerce* ou de la *scammonée purifiée par l'alcool*, et ne pas oublier que 0,60 grammes de scammonée purifiée représentent 1 gramme de scammonée du commerce.

Potions de scammonée avec l'émulsion.

Dr DEBOUT.

♃ Scammonée............ 1 gr.
Délayez dans un looch blanc à prendre en deux fois.

Dr SELLIER.

♃ Résine de scammonée. 2 gr.
Emulsion............. 100
Sirop de fl. de pêcher.. 20
Mêlez et faites selon l'art une potion à prendre par quarts, d'heure en heure.

Dr TESSIER.

♃ Résine de scammonée.. 0 gr 75
Triturez avec
Sucre................ 8
Ajoutez peu à peu
Lait d'amandes........ 90
Eau de laurier cerise... 0 25
Mêlez. Une cuillerée à bouche toutes les dix minutes.

Dr FAUCONNEAU DUFRESNE.

♃ Emuls. d'amande légère. 80 gr.
Scammonée purifiée.... 0 60
Sucre................... 10
Faites selon l'art une potion purgative à prendre en une fois.

Dr GUERSANT.

♃ Emulsion légère...... 120 gr.
Scamm. bien épurée... 1
Faites selon l'art. Par cuillerées à bouche de quart en quart d'heure.

Dr DESCROIZILLES.

♃ Emulsion simple....... 90 gr.
Résine de scammonée.. 0 50
Sirop de fl. d'oranger... 24
Faites selon l'art. A prendre en une fois à jeun.

Potions de scammonée avec le lait.

Dr RICHELOT.

℞ Lait.................. 90 gr.
Résine de scammonée.. 0 45
Eau de laurier cerise... 0 20
Faites selon l'art une potion à prendre en une fois.

Dr VOILLEMIER.

℞ Lait.................. 130 gr.
Scammonée........... 0 60
Sirop de sucre........ 20
Eau distillée de laurier cerise, gouttes...... X
Pour une potion purgative à prendre en une fois.

—

Dr ANT. DANYAU.

℞ Scammonée. .... 0 gr. 40
Lait.................. 80
Sucre................. 8
Eau de fleur d'oranger.. 2
Faites selon l'art une mixture purgative.

Dr DELTHIL.

℞ Scammonée d'Alep.... 0 gr. 70
Triturez avec
Sucre blanc............ 4
Ajoutez ensuite :
Lait pur.............. 125
Eau dist. de laur. cer.. 1
Pour une potion purgative à prendre en une fois.

—

Dr LEBRETON.

℞ Résine de scammonée.. 1 gr.
Lait................... 96
Sucre................. 8
Eau de laur. cer. goutt. IV
Faites selon l'art une potion à prendre en deux fois à un quart d'heure d'intervalle.

Dr MARX.

℞ Résine de scammonée.. 0 gr. 40
Sirop d'orgeat.......... 25
Lait.................. 96
Mêlez. A prendre en une fois le matin à jeun.

Potions de scammonée avec sirops et eaux distillées.

Dr MÉLIER.

℞ Scammonée........... 0 gr. 40
Alcool de romarin...... 2
Eau de fl. d'oranger. } ãã 30
Sir. de fl. de pêcher. }
Dissolvez la scammonée dans l'alcool, ajoutez au sirop, puis ensuite l'eau.
Pour une potion purgative à prendre en une fois.

Dr BERGONIER.

℞ Teinture de scamm... } ãã 4 gr
— rhubarbe. }
Sirop de capillaire........ 60
Mêlez.
Pour une mixture à mettre dans un verre de limonade.

—

Dr VOILLEMIER.

℞ Décoction de feuilles de séné................ 130 gr.
Scammonée........... 0 50
Sirop de sucre........ 20
Faites selon l'art, une potion purgative à prendre le matin à jeun en une fois.

Dr CHARRUAU.

℞ Scammonée en poudre.. 1 gr. 50
Sirop d'orgeat.......... 16
Mêlez pour un purgatif.

La préparation des potions de scammonée est des plus simples : il suffit de broyer cette substance dans un mortier avec le sucre ou le sirop indiqué, et d'y ajouter ensuite le liquide.

Avec le lait, surtout lorsqu'il est chaud, la division est tellement parfaite que l'on peut la considérer comme une véritable dissolution ; aussi est-ce le meilleur mode d'administration de cette résine sous forme de potion.

Pilules et prises de scammonée.

Dr JACQUEMIN.

℞ Résine de scammonée... 1 gr.
Sucre blanc............ 4
Mêlez et divisez en quatre paquets.

Dr DUCROS DE MARSEILLE.

℞ Gomme résine de scamm... 1 gr.
Conserve de roses......... q. s.
Mêlez et faites selon l'art six pilules argentées.

De scammonée et d'aloès.

Dr CAMPAIGNAC.

℞ Aloès.............. } ãã 0 gr. 60
Scammonée........ }
Mêlez et faites selon l'art six pilules.

Dr MÉLIER.

℞ Aloès .... } ãã 2 gr.
Scammonée........ }
Mêlez et faites selon l'art vingt pilules égales.

Dr BLANCHE.

℞ Aloès succotrin..... } ãã 0 gr. 50
Scammonée d'Alep.. }
Faites selon l'art six pilules argentées.

Dr EVRAT.

℞ Aloès.................. 2 gr.
Scammonée............ 1
Sirop de chicorée...... q. s.
Mêlez et faites vingt-quatre pilules égales.

De scammonée, aloès et jalap.

Dr DUVAL.

℞ Résine de jalap......... 0 gr. 40
— de scammonée... 0 20
Alcool .... q. s.
Pour délayer. Ajoutez :
Tartr. neutre de potasse. 0 60
Sucre en poudre 8
Ess. de bergamotte, goutte. 1
Mêlez et divisez en deux paquets.

Dr FIÉVÉE.

℞ Poudre de scammonée.. 6 gr.
— de jalap........ 12
— d'anis.......... 10
— de sucre........ 80
Mêlez et mettez dans une boîte.
A employer par cuillerées à café, selon qu'il a été prescrit.

Dr NUMA.

℞ Scammonée........ }
Poudre de jalap..... } ãã 1 gr.
Résine de gaïac..... }
Mêlez et divisez en six prises.

Dr CHARRUAU.

℞ Scammonée............. 0 gr. 50
Jalap en poudre 1
Mêlez et divisez en trois paquets ; un paquet le matin de quart en quart d'heure.

Dr LOUYER VILLERMAY.

℞ Diagrède........... }
Jalap.............. } ãã 0 gr. 50
Rhubarbe.......... }
Aloès 1
Mêlez et faites selon l'art vingt bols égaux.

Dr CHARPENTIER.

℞ Extrait de rhubarbe..... 8 gr.
Scamm. d'Alep pulv. } ãã 4
Jalap pulvérisé..... }
Mêlez pour faire soixante-douze pilules, en prendre six tous les matins à jeun.

De scammonée et savon.

Dr ANDRAL.

℞ Scammonée............ 2 gr 40
Savon médicinal........ 1 20
Mêlez et divisez en douze pilules, prendre de temps en temps deux pilules le matin.

Dr JUGE.

℞ Savon médicinal.... } ãã 2 gr.
Diagrède........... }
Mêlez.
Pour une masse à diviser en vingt-quatre pilules, roulées dans le lycopode.

Dr CHOMEL.

℞ Savon médicinal .... 1 gr.
Extrait de taraxacum ... 2
Diagrède 0 50
Mêlez et divisez en vingt pilules, trois fois par jour une pilule.

Dr GUÉNEAU DE MUSSY.

℞ Savon médicinal.... } āā 2 gr.
Scille en poudre.... }
Scammonée............ 1
Mêlez et faites selon l'art douze pilules égales, argentées.

Dr RICHELOT.

℞ Savon médicinal.... }
Aloès.............. } āā 0 gr. 05
Résine de scammon. }
Pour une pilule.
En faire dix semblables.

Dr LEBRETON.

℞ Savon médicinal.... }
Extr. de rhubarbe .. }
Résine de jalap.. .. } āā 1 gr.
Scammonee........ }
Aloès .... }
Mêlez et faites selon l'art dix-huit pilules argentées.

Dr ARNAL.

℞ Savon médicinal........ 1 gr.
Scammonée............ 2
Résine d'aloès.......... 2
Semences de ricin....... 1
Mêlez et faites selon l'art vingt-quatre pilules égales.

Dr COTTEREAU.

℞ Aloès succotrin......... 2 gr.
Scammonée 0 60
Savon amygdalin........ 1 20
Mêlez et faites selon l'art une masse qu'on divisera en douze pilules égales *argentées*.

4° *De la coloquinte.* — Purgatif des plus violents, peu employé seul et seulement en association avec d'autres agents qui en modèrent l'action. Ce n'est guère que sous forme pilulaire qu'il peut être prescrit, son excessive amertume ne permettant pas de l'administrer sous forme liquide.

Le principe purgatif de la coloquinte qui réside dans le parenchyme de ce fruit, est soluble dans l'eau et dans l'alcool.

Dr DESCROIZILLES.

℞ Extr. de coloquinte ..... 0 gr. 30
Masse de pilules bleues.. 0 40
Mêlez exactement et faites huit pilules.

Dr DE LARROQUE.

℞ Extr. de coloquinte. } āā 1 gr. 20
Aloès succotrin..... }
Faites selon l'art des pilules argentées de 0,20 centigrammes (douze pilules).

Dr CRUVEILHIER.

℞ Extr. de coloquinte. }
Aloès succotrin .... } āā 0 gr. 40
Scammonée........ }
Mêlez et faites selon l'art seize pilules.

Dr SIRY.

℞ Aloès.............. }
Scammonée........ } āā 1 gr.
Coloquinte......... }
Faites selon l'art seize pilules, en prendre deux par jour.

Dr DELORME.

℞ Extrait de coloquinte.... 0 gr. 40
Rhubarbe pulvérisée.... 0 60
Jalap 0 35
Sirop .... q. s.
Mêlez et divisez en pilules de 0,20 centigrammes (dix pilules).

Dr LAUNOY.

℞ Poud. de coloquinte. } āā 2 gr.
— de scammon.. }
Aloès succotrin......... 1 20
Mêlez et faites avec
Miel .... q. s
Une masse à diviser en trente pilules égales.

Dr BOUCHARDAT.

℞ Coloquinte pulvér.. }
Scammonée........ |
Digitale............ } āā 2 gr.
Scille.............. |
Aloès............... }

Faites selon l'art des pilules argentées de 0,10 centigrammes, on prendra d'abord deux, puis trois, quatre, cinq et même six pilules par jour.

Dr BENNATI.

℞ Extr. de coloquinte...... 2 gr.
Poudre de scammonée... 2
Aloès succotrin........ 1 20
Mêlez et faites avec
Miel..................... q. s.

Une masse à diviser en trente pilules égales.

Quoique le principe amer purgatif de la coloquinte soit presque autant soluble dans l'eau que dans l'alcool, il n'en est pas moins important, cependant, sous le point de vue de l'effet thérapeutique, d'établir une grande différence entre l'extrait aqueux ou alcoolique de cette substance.

En effet, l'amer de la coloquinte, *colocynthine*, est uni, dans le parenchyme du fruit, à des matières extractives et gommeuses, ainsi qu'à des sels qui font partie de l'extrait aqueux, tandis que ces mêmes substances sont éliminées de l'extrait alcoolique, d'où il s'ensuit que le dernier extrait est beaucoup plus actif que l'autre.

Le praticien devra donc spécifier lequel des deux extraits il entend prescrire, car le pharmacien devant avoir dans son officine l'*aqueux* et l'*alcoolique,* puisqu'ils sont décrits tous deux au *Codex,* il se pourrait que son interprétation ne répondît pas à l'intention du médecin, et que ce dernier vît une même formule déterminer des effets plus ou moins purgatifs, selon la qualité de l'extrait employé.

5° *De la gomme-gutte.* Gomme-résine provenant, comme la scammonée, de l'évaporation spontanée du suc des feuilles et des rameaux d'un arbre de la famille des *guttifères.*

Elle est soluble en totalité dans l'alcool et en partie dans le vinaigre et dans l'eau avec lesquels elle forme une émulsion d'un beau jaune.

Dans l'ordre des purgatifs drastiques, la gomme-gutte, en raison de la vive action qu'elle exerce sur la membrane muqueuse digestive, peut être mise au même rang que la coloquinte; aussi est-elle rarement employée seule, mais presque toujours en association avec le calomel, l'aloès et autres substances purgatives, lorsque surtout il s'agit d'obtenir des évacuations séreuses très-abondantes, dans l'hydropisie, par exemple.

C'est cette gomme-résine qui forme la base des pilules *hydragogues* de *Bontius* et d'*Anderson.*

Dr DÉSIR.

℞ Emulsion............. 125 gr.
Gomme-gutte......... 1

Mêlez et faites selon l'art une potion purgative à donner par cuillerées jusqu'à effet purgatif.

Dr MATICE.

℞ Gomme-gutte...... }
Résine de jalap..... } āā 0 gr. 50
Scammonée........ }

Mêlez et faites selon l'art douze pilules, à prendre quatre le matin à jeun

Dr CRUVEILHIER.

℞ Aloès succotrin......... 0 gr. 60
Scammonée............. 0 30
Gomme-gutte........... 0 30
Sirop de nerprun........ q. s.

Pour faire six pilules.

Dr COTTEREAU.

℞ Aloès.................. 2 gr.
Scammonée d'Alep...... 0 60
Gomme-gutte........... 0 30

Mêlez et faites selon l'art une masse parfaitement homogène que vous divisez en douze pilules argentées.

Dr LEBRETON.

Aloès .... } ãã 0 gr. 05
Gomme-gutte ...... }
Savon médicinal .... q. s.
Pour une pilule; en faire vingt semblables.

Dr PIORRY.

℞ Extr. de coloquinte comp. 0 gr. 25
Gomme-gutte 0 25
Résine de jalap 1
Suc de réglisse .... q. s.
Pour faire quinze pilules.

Dr CHARRUAU.

℞ Gomme-gutte .... } ãã 0 gr. 20
Extr. aq. de coloq.. }
Mêlez et faites selon l'art quatre pilules.

Dr LEBATARD.

℞ Gomme-gutte .... } ãã 0 gr. 10
Aloès succotrin .... }
F. S. A. deux pilules. A prendre une le soir en se couchant.

Dr JACQUEMIN.

℞ Extrait d'aloès ...... } ãã 0 gr. 05
Gomme-gutte ...... }
Pour une pilule.
En faire douze semblables, une pilule tous les deux jours, à dîner, dans une cuillerée de soupe.

Dr GIBOIN.

℞ Aloès .... }
Gomme-gutte ...... } 0 gr. 75
Jalap pulvérisé..... }
Faites selon l'art quinze pilules argentées.
Trois tous les matins à jeun et à deux jours d'intervalle.

6° *De l'huile de croton tiglium.* L'âcreté excessive de cette huile en rend l'administration difficile sous forme de médicament liquide; il faut que dans ce cas elle soit bien divisée soit dans de l'huile d'amandes douces soit au moyen de la gomme arabique, et encore malgré cette précaution les malades éprouvent toujours dans la gorge une sensation de brûlure insupportable.

Cette huile, obtenue par expression des semences du *croton tiglium,* famille des *euphorbiacées,* est soluble dans l'alcool comme l'huile de ricin, avec laquelle elle a quelque analogie de composition.

Potions d'huile de croton.

Dr REGNAULD.

℞ Huile de croton, gouttes. ij
Sirop de guimauve ...... 30 gr.
Eau de menthe 15
Faites selon l'art une potion purgative à prendre en une fois.

Dr MELIER.

℞ Huile de croton, gouttes. ij
Sirop de gomme .... 30 gr.
Eau commune 30
— de fleur d'oranger.. 10
Mêlez.

Dr CANUET.

℞ Huile de croton .... 0 gr. 05
Sirop de fleur d'oranger. 25
Eau distillée 50
Pour une potion purgative.

Dr BERGONIER.

℞ Teinture de scammonée. 2 gr.
Huile de croton tiglium, goutte .... j
Sirop de capillaire 45
Mêlez et faites selon l'art une potion purgative.

Dr FAUCONNEAU-DUFRESNE.

℞ Mucil. de gomme adrag. 50 gr.
Calomel à la vapeur 0 50
Huile de croton, gouttes. ij
Sirop de menthe 30
Mêlez et faites une potion dont on prendra une cuillerée à bouche toutes les deux heures.

Dr REIS.

℞ Huile de croton, goutte.. j
Sirop de fleur de pêcher. 32 gr.
Eau dist. de fleur d'orang. 8
— de laitue 60
Faites selon l'art une potion purgative à prendre en une fois.

Dr JOBERT DE LAMBALLE.

℞ Emulsion ordinaire ...... 128 gr.
Huile de croton, goutte... j
Mêlez.

Dr CHÉREAU.

℞ Huile de ricin .... 40 gr.
— de crot. tiglium, goutt. ij
Mêlez et faites selon l'art une potion à prendre dans du bouillon aux herbes.

Dr MÉLIER.

℞ Huile de crot. tiglium, goutt. ij
— ricin .... 12 gr.
Mêlez. A prendre en une fois.

Dr CHOMEL.

℞ Huile d'amandes douces... 60 gr.
Sirop de gomme 60
Huile de croton tigl., goutt. ij
Pour une potion purgative.

Lavements d'huile de croton.

Dr FOUQUIER.

℞ Feuilles de séné .... 15 gr.
Manne grasse 60
Huile de croton, gouttes.. iv
Sulfate de soude 30
Eau .... q. s.
Pour un lavement purgatif.

Dr PORTALÈS.

℞ Séné .... 16 gr.
Infusez dans
Eau .... q. s. 500
Ajoutez
Huile de crot. tigl. gouttes. iij
Sulfate de soude 30
Pour un lavement.

Lorsqu'on prépare des potions analogues à celles formulées ci-dessus, il faut éviter soigneusement que l'huile ne vienne surnager à la surface du liquide. On ne devra donc jamais faire tomber la goutte d'huile dans la bouteille lorsque la potion y sera préparée; malgré la vive agitation que l'on imprimerait au liquide, l'huile ne tarderait pas à reparaître à la surface.

Dans la plupart des cas, il convient de faire tomber la goutte ou les gouttes d'huile sur un morceau de sucre; on le broie ensuite dans un mortier, en y ajoutant la gomme si elle est prescrite, ensuite le sirop, puis enfin les eaux distillées ou les émulsions. De cette manière on divise autant que possible l'huile de croton et on diminue, sans l'atténuer toutefois, le sentiment d'âcreté qu'elle fait éprouver dans la gorge.

Pilules d'huile de croton.

(Excipient simple.)

Dr ROSTAN.

Huile de croton tiglium, goutte. j
Gomme arabique .... q. s.
Pour une pilule.

Dr CHASSAIGNAC.

℞ Huile de croton tiglium, gouttes ij
Versez sur
Gomme arabique .... q. s.
Pour une pilule.

Dr FOISSAC.

℞ Huile de croton tiglium, goutt. iij
Magnésie .... q. s.
Pour six pilules.

Dr ROSTAN.

℞ Huile de croton tiglium. goutt. ij
Thériaque .... q. s.
Pour une pilule de 0,25 à 0,30 centigrammes.

Dr REIS.

℞ Huile de croton, gouttes....... ij
Chocolat à la vanille .... q. s.
(20 grammes).
Pour vingt pastilles dont on prendra une ou même deux chaque fois.
(Voy. la page 27, pour la préparation des pastilles.)

Dr JALLAT.

℞ Huile de croton tiglium, goutt. ij
Amidon .... }
Gomme arabique... } 0 gr. 40
Faites selon l'art huit pilules qu'on roulera, après les avoir légèrement humectées à la surface, dans q. s. de gomme arabique en poudre pour les recouvrir d'une couche solide de cette substance.

Huile de croton et résines purgatives.

Dr LASSÉRÉ.

℞ Extrait d'aloès ..... } āā 0 gr. 25
— de jalap..... }
Huile de croton tiglium, goutt. v
Rhubarbe pulvérisée.... 0 gr. 40
Mêlez et faites selon l'art quatre pilules.

Dr CRUVEILHIER.

℞ Scammonée........ }
Résine de jalap..... } 1 gr. 20
Aloès.............. }
Huile de crot. tigl., goutt. j
Extr. de coloquinte..... 0 60
Miel.................. q. s.
Mêlez et faites selon l'art quinze pilules égales.

Dr DE LARROQUE.

℞ Extr. de coloquinte...... 0 gr. 60
Aloès.................. 0 60
Rhubarbe.............. 1 40
Huile de croton, gouttes. ij
Mêlez et faites selon l'art douze pilules.

Dr BLANCHE.

℞ Huile de croton, gouttes . iij
Scammonée d'Alep...... 0 gr. 40
Gomme................ 0 40
Sirop.................. q. s.
Faites selon l'art quatre pilules argentées.

Dr HOFFMANN.

℞ Huile de croton, goutte.. j
Extr. de coloquinte...... 2 gr.
Mêlez et faites selon l'art neuf pilules.

Dr HIMELY.

℞ Gomme-gutte........... 0 gr. 20
Huile de crot. tigl., goutt. iv
Mêlez et faites selon l'art pilules n° 2. A prendre à une heure d'intervalle.

Dr BERGONIER.

℞ Huile de crot. tigl., goutt. j
Poudre de scammonée... 0 gr. 25
Miel.................. q. s.
Pour faire trois pilules. Une pilule de demi-heure en demi-heure.

Dr GAUDET.

℞ Aloès succotrin......... 0 gr. 10
Huile de croton tiglium.. 0 02
Extr. de rhubarbe....... 0 05
Pour une pilule.
Faites six pilules semblables.

Huile de croton et savon.

Dr CORBEL LAGNEAU.

℞ Rhubarbe............... 6 gr.
Aloès.................. 4
Savon médicinal........ 2
Huile de croton, gouttes. iv
Mêlez et divisez en quarante pilules argentées. En prendre deux par vingt-quatre heures.

Dr HÉRICÉ LEGROS.

℞ Huile de crot. tigl., goutt. ij
Savon médicinal........ 0 gr. 20
Sirop de nerprun...... } q. s.
Gomme arabique..... }
Pour quatre pilules.

Dr LEBRETON.

℞ Huile de crot. tigl., goutt. iij
Savon médicinal...... } 0 gr. 30
Gomme pulvérisée.... }
Mêlez et faites selon l'art trois pilules.

Dr OLLIVIER D'ANGERS.

℞ Huile de crot. tigl., goutt. ij
Savon médicinal......... 1 gr.
Poudre de guimauve, q. s. 0 50
Pour faire dix pilules. A prendre dans la matinée, deux à la fois et à un quart d'heure d'intervalle entre chaque dose.

Bien que le simple mélange de la goutte d'huile avec un peu de savon remplisse parfaitement le but que l'on veut atteindre, celui de tempérer l'action caustique et irritante de ce drastique, M. le professeur Caventou n'en propose pas moins la préparation d'un savon spécial dont nous donnons la formule plus bas. Mais il est à remarquer, que par la réaction chimique qui s'opère entre l'alcali et les principes constituants de l'huile, les propriétés purgatives de cette dernière se trouvent singulièrement affaiblies et qu'il n'en est pas de même du mélange de l'huile avec du savon tout formé.

Savon de croton tiglium.

(Caventou.)

℞	Huile de croton tiglium ...	10 gr.
	Lessive des savonniers....	5

On introduit l'huile et la lessive dans un flacon à large ouverture, on bouche et l'on agite vivement de temps en temps. Lorsqu'après quelques heures de contact le liquide a acquis la consistance de miel, on le coule dans une capsule de papier où il ne tarde pas à se prendre en une masse consistante. Cette masse savonneuse peut être ensuite réduite en pilules de 0,15 centigrammes représentant, par conséquent, 0,10 centigrammes d'huile et 0,05 centigrammes d'alcali. Deux ou trois pilules suffisent le plus ordinairement pour purger.

Il en est de même pour les préparations dans lesquelles les résines drastiques sont unies au savon. A la 25e page, nous avons décrit la manipulation à suivre pour faciliter autant que possible l'union de ces deux corps.

Cependant pour rendre cette combinaison encore plus intime, plusieurs formulaires et pharmacopées publient une formule de *savon résineux* qu'il serait à désirer de voir adoptée dans la pratique et publiée dans le *Codex*, le produit offrant tous les avantages des résines drastiques sans en posséder les inconvénients. D'après Henck, célèbre médecin de Vienne, qui a fait connaître ces savons, leurs dissolutions ne sont pas précipitées par l'eau. Les résines s'y trouvent complétement dissoutes.

La formule peut s'appliquer à toutes les résines purgatives ou non, résine de gaïac, gomme ammoniaque ou scammonée, aloès, gomme-gutte, etc.

Savon de gomme-gutte.

℞	Gomme-gutte............	5 gr.
	Savon amygdalin.........	10
	Alcool à 22°............	q. s.

Pour opérer la dissolution, filtrez, distillez et évaporez en consistance pilulaire.

On en prépare des pilules de 0,20 centigrammes qui contiennent, par conséquent, le tiers de leur poids de gomme-gutte. Elles ont les mêmes propriétés que la gomme-gutte, seulement l'action est beaucoup plus douce.

7° *Huile d'épurge.* Cette huile, extraite des semences de l'*euphorbia lathyris*, possède, mais à un bien moindre degré, les propriétés âcres et drastiques de l'huile de croton. Quinze à vingt gouttes sont nécessaires pour obtenir une purgation.

Cette huile, bien que son analogie avec celle de croton pût le faire supposer, n'est pas soluble dans l'alcool.

Dr REIS.

℞ Eau distillée de laitue.... 100 gr.
— de menthe.......} 25
Sirop de roses pâles...}
Huile d'épurge, gouttes.. xv

Mêlez et faites selon l'art une potion purgative à prendre en deux fois à demi-heure d'intervalle.

Dr BAILLY.

℞ Chocolat à la vanille...... 10 gr.
Sucre.................... 5
Amidon.................. 2
Huile d'épurge, gouttes... xxx

Mêlez exactement et faites du tout trente pilules que vous aplatirez sur une plaque de fer-blanc chauffée.

Huit à dix pastilles pour une purgation.

Pour la préparation des potions d'huile d'épurge, voir d'autre part (page 58) ce qui est relatif à celles d'huile de croton, et pour la préparation des pastilles les observations pratiques consignées page 27.

Des émétiques et des éméto-cathartiques.

Comme les purgatifs, les émétiques irritent les voies alimentaires en déterminant l'expulsion des matières qu'elles contiennent, c'est surtout sur l'estomac et le duodénum que cette action s'exerce, et c'est par la bouche qu'ont lieu les évacuations.

On définit donc les émétiques des médicaments qui ont la propriété de provoquer le vomissement. Cette action dérivative n'est pas la seule que les vomitifs font éprouver à l'économie, surtout lorsqu'ils sont absorbés, ils agissent alors secondairement sur le système nerveux, dans lequel ils suscitent un état de syncope et de malaise souvent précieux pour déterminer la sédation de certains accidents fébriles que l'on veut combattre.

D'où il suit que, selon l'effet que l'on veut obtenir ou sédatif ou excitant, on administrera les vomitifs en une seule dose pour déterminer le vomissement, et à doses fractionnées si l'on veut obtenir la sédation.

La matière médicale, outre l'ipécacuanha, l'émétine et l'émétique, enregistre parmi les vomitifs une foule d'autres substances, qui sont peu ou point employées; ce sont, parmi les végétaux, les racines de diverses espèces de *violettes*, de l'*azarum*, de quelques espèces d'*euphorbes* de nos climats, et parmi les minéraux le kermès, l'oxyde d'antimoine et le sulfate de zinc.

1° *De l'ipécacuanha.* Il existe plusieurs sortes de racines d'ipécacuanha, celle dite *annélée* et qui est fournie par le *cephælis ipécacuanha* est l'officinal.

Les propriétés vomitives de cette racine sont dues à une matière extractive soluble dans l'eau et dans l'alcool, à laquelle M. Pelletier a donné le nom d'émétine.

C'est dans la partie corticale que réside la majeure partie de cette substance, la partie ligneuse n'en contient qu'une faible proportion, un pour cent, l'écorce, au contraire, seize pour cent. Aussi est-on dans l'habitude, lorsqu'on prépare la poudre d'ipécacuanha, de séparer, par contusion, l'écorce du ligneux et de rejeter ce dernier.

Les doses à l'aide desquelles on obtient le vomissement sont variables : 0,10 centigrammes suffiront chez un sujet, tandis que 1 gramme 20 centigrammes et même quelquefois 1 gramme 80 centigrammes, seront insuffisants chez un autre.

Les préparations d'ipécacuanha les plus usitées sont la poudre, la macération à froid ou l'infusion, le sirop, principalement pour les enfants, et l'émétine impure qui peut être considérée comme l'extrait hydro-alcoolique.

Le sirop s'administre par cuillerées à bouche ou à café. Chaque 30 grammes de sirop, préparé d'après le *Codex*, contient 0,20 centigrammes d'extrait hydro-alcoolique, qui représentent la substance de 0,80 centigrammes d'ipécacuanha.

Chaque cuillerée à bouche contenant 20 grammes de sirop contiendra donc 0,14 centigrammes d'extrait représentant 0,55 centigrammes d'ipécacuanha.

Chaque cuillerée à café contenant 5 grammes de sirop, contiendra 0,034 milligrammes d'extrait ou la substance de 0,16 centigrammes d'ipécacuanha.

Poudres d'ipécacuanha.

Dr RÉCAMIER.

♃ Ipécacuanha............ 0 gr. 30
Scille pulvérisée 0 10
Pour une dose.
Faire quatre doses semblables; une prise tous les quarts d'heure.

Dr DESIR.

♃ Ipécacuanha pulvér..... 1 gr. 20
Sucre pulvérisé......... 6
Mêlez et divisez en huit paquets.
Une prise toutes les deux heures.

Potions vomitives avec la poudre délayée.

Dr ANDRAL.

♃ Sirop d'ipécacuanha.... 50 gr.
Poudre d'ipécacuanha . 0 10
Mêlez pour prendre en deux fois, à un quart d'heure d'intervalle.

Dr BLACHE.

♃ Sirop d'ipécacuanha.... 15 gr.
Poudre d'ipécacuanha.. 0 20
Mêlez.
A donner en deux fois.

Dr CRUVEILHIER.

♃ Looch blanc.......... 100 gr.
Ipécacuanha......... 1 20
Faites selon l'art.
A prendre en deux fois à un quart d'heure d'intervalle.

Dr ÉMERY.

♃ Eau ordinaire.......... 60 gr.
Ipécacuanha........... 0 40
Sirop de gomme....... 12
Faites selon l'art une potion vomitive.

Dr LATOUR.

♃ Ipécacuanha.......... 1 gr.
Solution de gomme.... 100
Sirop simple 20
Faites selon l'art une potion à prendre en deux doses.

Dr MAGISTEL.

♃ Ipécacuanha pulvérisé. 1 gr. 50
Eau dist. de fleur d'or.. 5
Eau distillée.......... 125
Sirop de miel 10
Faites selon l'art une potion vomitive à prendre en une dose.

La préparation de ces sortes de potions est des plus simples, il suffit de mettre la poudre dans un mortier, d'y ajouter le sirop petit à petit en triturant avec le pilon, puis l'eau ou les infusions. On met ensuite le liquide trouble dans la bouteille en recommandant de l'agiter vivement au moment de s'en servir.

Le moyen le plus sûr pour obtenir des effets vomitifs, dit M. le professeur Trousseau, dans son savant *Traité de thérapeutique :* « c'est de donner l'ipécacuanha très-finement pulvérisé, délayé dans une assez grande quantité d'infusion chaude; mais il faut le prendre à petites doses répétées souvent. Ainsi, 1 gramme et demi seront divisés en six prises, que le malade avalera délayé dans l'eau toutes les dix minutes. Les avantages de ce mode d'administration sont bien évidents; si la première dose provoque un vomissement on donne au même instant la seconde ; si, sous l'influence de celle-ci, les vomissements sont suffisamment abondants, on cesse l'ipécacuanha; dans le cas contraire, on passe à la troisième, à la quatrième et ainsi de suite.

« Si, au contraire, on donne en une fois toute la quantité que l'on doit administrer, la poudre émétique peut être rejetée dès le premier vomissement et tout s'arrête. Quant aux doses, elles doivent être plutôt trop fortes que trop faibles. La raison en est que les vomissements entraînent au dehors la plus grande partie de la poudre ingérée; aussi, chez les enfants à la mamelle, n'hésitons-nous pas à prescrire de 0,15 à 0,20 centigrammes d'ipécacuanha en quatre prises, à dix minutes d'intervalle, 0,60 centigrammes chez les enfants de deux à douze ans, 1 gramme de douze à dix-huit ans, et de 1 gramme 60 centigrammes à 2 grammes chez les adultes.

« Lorsque l'on fait prendre l'ipécacuanha à doses très-minimes, 0,01 centigramme, par exemple, toutes les demi-heures, on jette le patient dans un malaise indéfinissable, avec mal de cœur, tendance à la lipothymie, sueurs générales, etc., etc. Cet état que le médecin cherche quelquefois à obtenir a, sur certaines maladies, une certaine influence. »

Potions vomitives avec l'infusion de l'ipécacuanha.

Dr CRUVEILHIER.

℞ Ipécacuanha .... 8 gr.
Faites bouillir légèrement dans
Eau .... 1 litr.
Ajoutez :
Sirop de violettes......... 60 gr.
F. S. A. une mixture à prendre par verre, de demi-heure en demi-heure.

Dr CRUVEILHIER.

Même prescription, moins le sirop de violettes, remplacé tantôt par
Sirop d'écorces d'oranges.. 60 gr.
Tantôt par
Oxymel scillitique........ 30 gr.
Tantôt par l'infusion dans
Eau .... 1 litr.
de Hysope........ } āā une pincée.
Lierre terrestre. }

Dr LAGUERRE.

℞ Ipécacuanha concassé.. 2 gr.
Faites infuser dans
Eau bouillante 50
Ajoutez :
Sirop d'ipécacuanha.... 25
Donner deux cuillerées de cette potion le matin à jeun, à un quart d'heure d'intervalle.

Dr DE LARROQUE.

℞ Emétine impure........ 0 gr. 20
Sirop d'ipécacuanha.... 64
Eau de tilleul.......... 90
— de fleur d'oranger... 8
Faites selon l'art une potion vomitive.

2° *De l'émétique ou tartre stibié.* De toutes les préparations antimoniales, le tartre stibié, comme vomitif, est le plus actif; quoique jouissant aussi des mêmes propriétés, mais à doses beaucoup plus fortes, les autres antimoniaux tels que kermès, oxyde d'antimoine ne sont plus usités comme tels. C'est comme contro-stimulants et expectorants qu'ils sont employés, ainsi que l'émétique lui-même, principalement dans les pneumonies.

L'émétique fait éprouver à l'économie, avec plus d'énergie que l'ipécacuanha, les mêmes angoisses, mais l'effet vomitif est beaucoup plus rapide.

Suivant la force du sujet et la nature de la maladie, l'émétique détermine le vomissement quelquefois à la dose de 0,01 centigramme, et d'autres fois il faut de 0,05, 0,10 et 0,15 centigrammes pour obtenir des évacuations.

Pour obtenir un effet vomitif il ne faut pas que l'émétique soit dissous dans une trop grande quantité d'eau; dans ce dernier cas, il est toléré par l'estomac et il devient purgatif.

Potions vomitives avec l'émétique.

Dr BLACHE.

℞ Eau dist. de tilleul...... 90 gr.
— de laur. cer. goutt. xij
Tartre stibié........... 0 gr. 10
Sirop de gomme...... 30
Faites selon l'art une potion.
Une cuillerée à dessert d'heure en heure, ou à des intervalles plus éloignés s'il survient des vomissements.

Dr DEVERGIE.

℞ Tartre stibié.......... 0 gr. 05
Faites dissoudre dans
Eau.................. 250
Ajoutez :
Sirop de fl. de pêcher.. 30
F. S. A. une potion vomitive à donner en deux fois à un quart d'heure d'intervalle.

Dr DESCROIZILLES.

℞ Eau distillée de tilleul.. 120 gr.
Tartre stibié.......... 0 15
Sirop de guimauve.... 32
Mêlez selon l'art.
Une cuillerée de quart en quart d'heure.

Dr GIRALDÈS.

℞ Eau distillée........... 64 gr.
Tartre stibié........... 0 05
Sirop de limons........ 20
F S A.
A prendre par cuillerées.

Prises d'émétique et ipécacuanha.

Dr TROUSSEAU.

℞ Tartre stibié............ 0 gr. 05
Poudre d'ipécacuanha... 1
Mêlez et divisez en quatre paquets, un paquet de dix en dix minutes.

Dr GOUPIL.

℞ Tartre stibié............ 0 gr. 05
Ipécacuanha pulvérisé... 1
Mêlez et faites selon l'art cinq doses.

Dr REIS.

℞ Ipécacuanha pulvérisé... 1 gr. 20
Tartre stibié............ 0 05
Mêlez et divisez en quatre paquets.
Un paquet toutes les vingt minutes.

Dr TENAIN.

℞ Tartre stibié............ 0 gr. 05
Poudre d'ipécacuanha... 1
Mêlez et divisez en deux prises à prendre à une heure d'intervalle.

Dr BARTHEZ.

℞ Ipécacuanha pulvérisé... 1 gr.
Tartre stibié............ 0 05
Pour un vomitif.

Dr FIÉVÉE.

℞ Poudre d'ipécacuanha... 1 gr. 20
Tartr. antim. de potasse. 0 03
Mêlez.
Pour un vomitif.

Potions de tartre stibié et d'ipécacuanha pulvérisé.

Dr AUVITY.

℞ Gomme arabique...... 8 gr.
Faites dissoudre dans
Eau.................. 125
Ajoutez :
Sirop d'ipécacuanha... 45
Eau de fleur d'oranger. 8
Tartre stibié.......... 0 05
Pour une potion à donner par cuillerées de cinq en cinq minutes.

Dr GUERSANT.

℞ Sirop d'ipécacuanha.... 15 gr.
Ipécacuanha pulvérisé.. 0 20
Tartre stibié.......... 0 02
Cette dose sera donnée à l'enfant en deux fois à un quart d'heure d'intervalle; entre chaque dose on ajoutera une cuillerée d'eau tiède.

13

www.ingramcontent.com/pod-product-compliance
Ingram Content Group UK Ltd.
Pitfield, Milton Keynes, MK11 3LW, UK
UKHW020945120726
13693UKWH00004B/1544

9 782019 260354